양악수술의 공포로부터 벗어나자!

칼 안대는 성형수술

건강신문사
www.kksm.co.kr

양악수술의 공포로부터 벗어나자!

칼 안대는 성형수술

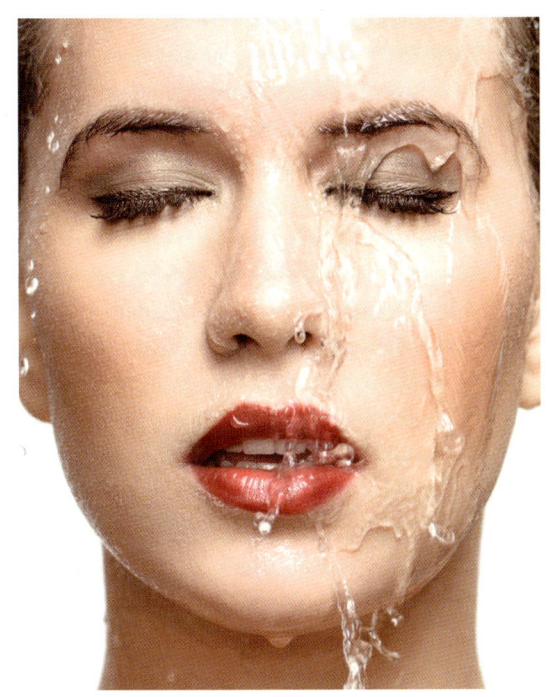

치의학 박사 한만형 지음

세상에 이런 일이! 수술하지 않고도 얼굴모습이 바뀌다니...
"4D입체 비수술 성형술"

건강신문사
www.kksm.co.kr

| 추천사 |

'칼 안대는 성형수술'은
한국의 위상을 세계에 드높이는 쾌거
양악수술 고려하는 수많은 환자들에게
복음같은 소식

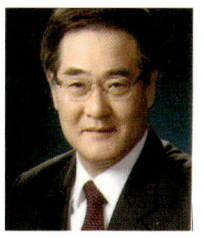

한만형 원장님의 '칼 안대는 성형수술'의 발간은 안면기형으로 인해 양악수술을 고려하는 수 많은 환자들에게 복음과도 같은 반가운 소식이 아닐 수 없습니다.

일반적으로 주걱턱, 안면비대칭, 무턱, 개구교합과 같은 골격성 부정교합을 치료하기 위해서는 반드시 양악수술을 통해서만 얼굴모습을 개선시켜 줄 수 있다는 것이 상식입니다. 그러나 '4D 입체 교정'의 개발로 인해 세계최초로 골격성 부정교합을 양악수술 없이 교정치료만으로 얼굴모습을 개선시켜 줄 수 있게 되었다는 것은 참으로 놀랍고도 충격적인 일입니다. 아울러 한국의 위상을 세계에 드높히는 쾌거를 이룬 한만형 원장님에게 진심으로 축하를 드리며 경의를 표합니다.

외모에 대한 관심이 높아지고 시대적인 요구에 따라 피부에만 국한되어 왔던 성형수술이 안면골격을 개선시켜주는 악교정수술양악수술이나 안면윤곽술로 발전되는 계기가 되었습니다. 그 결과 안면기형을 개선시킬 목적으로 시술되었던 양악수술이 어느덧 미용성형수술로 변모되어 '연예인 수술'이라는 신조어까지 탄생하게 되었으며 신데렐라를 꿈꾸는 사람들에게는 마법의 수술로 인식되고 있습니다. 그러나 무분별한 수술로 인해 부작용이나 후유증으로 고통속에 신음하고 절망하는 환자들이 점차 늘어나고 있는 현실이 매우 안타까울 뿐입니다.

한만형 원장님은 이미 저서 '당신의 턱관절은 안녕하십니까?'를 통해 국민들에게 턱관절 장애에 대한 궁금증을 속시원하게 풀어주고 치아와 턱관절과 척추의 삼각관계, 턱관절장애와 전신증상의 인과관계 등을 논리적이며 체계적으로 설명해 줌으로써 치의학의 미래에 새로운 비전을 제시한 바 있습니다.

4D입체교정의 이론적 배경이 되는 '한만형의 두개동설'은 기존의 학설을 완전히 뒤엎는 새로운 개념의 학설로서 앞으로 많은 연구와 검증이 필요하겠지만 언젠가는 난이도나 위험성이 높은 양악수술을 대체할 수 있으리라 기대해 봅니다. 치과의사의 한 사람으로서 구강 내에 국한 되어 있는 치과의사의 영역을 무한히 넓힐 수 있는 계기가 되어 개인적으로 열렬한 격려와 박수를 보냅니다.

이 책은 한만형 원장님의 30여년 간의 연구와 임상을 바탕으로 정립한 이론과 치료증례를 체계적으로 알기 쉽게 정리하여 일반인들에게는 물론 치과의사에게까지 큰 도움이 될 수 있으리라 믿습니다.

그러므로 저는 일반 국민들은 물론 치의학을 공부하는 학생을 비롯하여 개원을 하고 있는 치과의사들에게도 이 책을 적극 추천하는 바입니다.

2014. 11.

전 대한치과의사협회 회장 안성모

| 책머리에 |

양악수술 부작용 · 후유증으로 절망 속에서 절규하는 환자들 위해 책 출간 결심!

현재 우리나라에서는 양악수술이 연간 1만 건 이상 이루어지고 있으며 그 중에 10명이상이 수술 부작용으로 불행한 사고를 당하는 것으로 추정하고 있다. 뿐만 아니라 수술후유증으로 인한 안면마비 등의 기능적인 부작용이나 얼굴변형 등의 외모적인 부작용으로 인해 대인기피, 우울증과 같은 정신적인 고통속에서 나날을 지내는 수많은 환자들이 있는 것으로 알려져 있다.

양악수술의 부작용이나 후유증으로 인해 절망 속에서 신음하는 환자들의 절규를 접하면서 이 책의 출간을 결심하게 되었다.

소득수준이 높아지고 아름다움에 대한 관심이 커지면서 자연스럽게 성형수술에 대한 열망이 날로 높아지고 있다. 외모 지상주의로 인해 '외모가 경쟁력'이라는 인식이 당연시 되고 그러다보니 어린 중학생까지도 방학을 이용하여 쌍꺼풀 수술을 하는 것이 유행처럼 되었으니 과연 '성형강국'다운 면모라 아니할 수 없다.

'렛미인'과 같은 TV프로그램은 안면기형으로 인해 어두운 그늘 속에서 불행하게 살아가는 사람들에게 복음을 전하는 훌륭한 프로그램이기에 매우 높이 평가하고 싶다. 그러나 양악수술의 좋은 점만 알려지다 보니 뼈를 깎는 고통스러운 과정과 위험한 수술 끝에 드러나는 결과를 마치 신데렐라를 만들어 주는 신비한 마술로 오인할 소지가 다분히 있다.

　오늘날과 같은 양악수술은 1969년에 스위스 치과의사인 휴고 오베게서에 의해 안면기형을 치료할 목적으로 개발되었으며 우리나라에서는 1970년대 후반에 서울의 3개 치과대학을 중심으로 발전되면서 전파되었다. 원래 양악수술은 비정상적으로 발달한 위 아래턱을 절단하여 재배치시켜줌으로써 정상적인 기능을 회복시켜 주는 수술이다. 그러나 일부 병원에서 연예인을 대상으로 마케팅을 하면서 어느날 신데렐라를 만들어 주는 마법의 수술로 탈바꿈하게 되었다.
　아직도 일부 병원에서는 양악수술의 부작용이나 후유증에 대한 자세한 설명도 없이 수술이 잘 된 환자의 수술 전후의 얼굴사진을 보여주고 턱뼈를 절단하는 고난도의 양악수술을 마치 간단한 피부성형수술 정도로 생각하고 너무 쉽게 시술해 버리는 경우가 비일비재하다.
　원래 모든 동물은 앞뒤로 길게 나온 턱을 가지고 있었으나 인간은 진화하는 과정에서 직립하여 두발로 걷게 되면서 위아래로 긴 얼굴 모습을 갖게 되었다. 이러한 턱의 모습은 생식에서 화식으로 식생활 패턴이 바뀌면서 치아가 퇴화되는 과정과도 밀접한 관계가 있을 것으로 추정된다.
　그 결과 인간에게서 위턱과 아래턱이 얼굴에서 차지하는 비중이 커졌기 때문에 턱의 모양이 얼굴 모습을 크게 좌우하게 되었다.

　오늘날처럼 양악수술이 일반 대중에게 보편화된 것은 불과 10여년 정도밖에 되지 않는다.
　1970년대만 해도 뻐드렁니나 덧니를 가지런하게 만들어주는 교정치료는 경이로움의 대상이었다. 그러나 주걱턱, 무턱, 안면비대칭과 같은 골격성 부정교합 환자의 얼굴모습을 개선시켜 주기에는 한계가 있었다.

그래서 안면골격을 변화시켜 주기 위하여 치아교정치료와 병행하여 얼굴에 헤드기어Head gear나 훼이스마스크Face Mask, 친컵Chin cup과 같은 턱 정형 치료장치를 하루에 12~14시간이상 착용해야 하였으나 효과는 미미하였으며 더욱이 성장기가 끝난 환자에게는 거의 효과가 없었다. 그리고 장치 자체가 얼굴과 머리를 감싸고 있기 때문에 불편하고 창피하기 때문에 대부분 중도에 포기하기 일쑤였다. 그래서 안면골격의 변화를 요구하는 환자를 만족시켜 줄 수 있는 방법으로 탄생한 것이 바로 양악수술이다. 그러나 양악수술에 대한 열풍도 어느덧 부작용을 경험한 수많은 환자들의 불만의 목소리가 커지자 서서히 사그라들고 있다.

인간은 어느 누구도 하늘로부터 자연을 훼손할 수 있는 권리를 부여받지 못하였다. 인간도 자연이다.

의사가 치료라는 미명아래 인체의 일부를 훼손하는 행위는 하늘을 거역하는 행위이며 그에 따른 책임이 뒤따른다. 의사들이 아무런 죄책감없이 저지르는 인체훼손행위는 코골이 수술, 편도선 절제수술, 맹장수술 등 여러가지 유형이 있지만 그러한 행위가 인체에 어떠한 악영향을 끼치는지에 대해서는 별로 연구된 바가 없다.

수면 무호흡환자들에게 흔히 행해지는 코골이 수술은 콧속의 정상적인 조직을 들어내어 비강을 넓히고 목젖을 비롯한 구강점막을 도려내어 인후를 넓혀서 기도를 확보하는 것까지는 좋으나 생리적인 호흡기능이 상실되어 찬 공기나 세균이 걸러지지 않고 직접 기관지를 통해 폐로 들어가게 되면 어떠한 결과가 생기는 지에 대해서는 심각하게 고려하고 있지 않다. 또한 편도선이 붓는다고 면역기능에 중요한 역할을 하고 인체의 경보장치 역할을 하는 편도선을 제거하는 행위는 마치 자꾸 경보장치가 작동하여 시끄러우니 경보장치를 제거하는 행위와 다름없다.

이토록 부작용과 후유증이 많은 양악수술을 꺼리는 환자들을 위하여 개발한 것이 바로 4D 입체 교정이다. 4D 입체 교정은 칼을 대지 않고도 거의 양악수술과 유사한 효과를 얻을 수 있으며 인체 친화적인 비수술적 성형술이다.

필자는 약 30년간 교정치료를 해오면서 비발치 교정과 정형교정치료만으로도 두개골의 형태가 변할 수 있으며 얼굴 모습을 개선시켜 줄 수 있다는 것을 확신하게 되었으며 수천 명의 환자에게서 만족할 만한 결과를 얻을 수 있었다. 그래서 '한만형의 두개동설'이라는 학설을 제창하고 그를 근거로 두개정형교정Orthocranics이라는 치과교정치료학의 새로운 패러다임을 제시하고자 한다.

기존의 학설은 성장이 끝나면 단 1mm의 골격도 변화를 줄 수 없다고 하였으나 4D 입체 교정의 개발로 안면골격은 물론 두개골 전체의 형태를 개선시켜 줄 수 있게 되었다.

물론 양악수술만큼 획기적인 안면골격의 변화를 줄 수는 없지만 자연스러운 얼굴윤곽의 변화가 가능하며 양악수술 후 약 10~20% 정도가 원래 상태로 돌아가는 재발율이 4D 입체 교정에는 없을 뿐 아니라 오히려 교정치료 후 시간이 지날수록 안면골격의 형태가 개선되고 자연스러워진다는 큰 장점을 가지고 있다. 뿐만 아니라 턱관절을 바른 위치로 유도하여 안면비대칭과 턱관절 장애를 치료할 뿐 아니라 비발치 교정을 통하여 단 1개의 치아도 발치하지 않고 교합을 정확하게 맞춰줌으로써 저작기능을 회복시켜 음식을 잘 씹을 수 있도록 해주며 발음기능이나 심미적인 기능도 정상적으로 만들어주는 등 여러가지 장점을 가지고 있다.

물론 아직까지는 완벽한 단계에 이르지는 않았지만 '한 턱관절·교정연구회'에서는 이에 대한 연구가 활발히 진행되고 있으며 미래에는 양악수술을 대체할 수 있을 것으로 기대한다.

어찌하면 칼을 대지 않고도 성형수술의 효과를 낼 수 있다는 사실이 믿기지 않는 황당한 이야기라고 치부하는 분들도 계시겠지만 언젠가는 모든 사람들이 공감할 수 있는 날이 올 것이라 확신한다.

이 대목에서 쇼펜하우어의 말이 떠오른다.
모든 진리는 인정받기 전까지 3가지 단계를 거친다.
첫 번째, 조롱 받으며
두 번째, 반대에 부딪히고
세 번째, 자명한 것으로 간주된다.

양악수술의 후유증으로 고통을 받고 불행한 나날을 지내는 환자들에게 이 책을 바칩니다.

2014년 10월

지은이 한 만 형

차례

추천사…4
머리말…7

CHAPTER ONE 양악수술이란?

양악수술의 진실 어디까지 알고 있나?	16
양악수술이란	18
양악수술과 구분되어야 할 안면윤곽술	21
양악수술의 과정	23
양악수술의 방법과 종류	27

CHAPTER TWO 양악수술의 허와 실

성형수술의 허와 실　　　　　　　　　　　　　32

성형수술의 부작용과 함정·32 | 칼 대는 모든 수술은 흔적이 남는다·33
컴퓨터 그래픽의 한계·33 | 양악수술의 허와 실·34

양악수술 부작용 및 후유증　　　　　　　　　38

일반적인 합병증·38 | 기능적인 부작용 및 후유증·40 | 외모적인 부작용 및 후유증·42
전신마취에 의한 합병증과 후유증·44

CHAPTER THREE 양악수술의 부작용 및 실패 피해사례

TV의 소비자 고발 프로그램의 양악수술 부작용 사례	48
양악수술 실패 관련 신문기사	51

CHAPTER FOUR | 칼 안대는 성형수술

아름다운 얼굴이란?   80

칼 안대는 성형수술4D 입체 교정   86

4D 입체 교정이란? · 86 | 4D 입체 교정을 완성시키려면? · 87
기존의 교정과 4D 입체 교정은 어떻게 다른가? · 88
4D 입체 교정의 다른 이름, 두개 정형 교정(Orthocranics) · 91
한만형의 두개동설(Dr. Han's Cranial Motion Theory) · 92 | 4D입체교정의 치료증례 · 95

CHAPTER FIVE | 칼 안대는 4D성형수술

부정교합   98

부정교합의 종류 · 98 | 부정교합의 치료 · 99 | 발치교정과 비발치 교정 · 103
발치교정 후유증의 재치료 증례 · 115 | 절대로 발치 교정을 해서는 안 되는 가장 큰 이유 · 117
코골이와 수면무호흡증 · 119

주걱턱   126

주걱턱의 원인 · 127 | 원인에 따른 주걱턱의 종류 · 128 | 골격성 주걱턱을 치료해야 하는 이유 · 130
주걱턱 환자의 얼굴 모습의 특징 · 131 | 골격성 주걱턱의 치료 · 133
4D입체 교정으로 치료한 주걱턱 환자의 치료 증례 · 139

무턱   156

무턱의 원인 · 156 | 무턱을 치료해야 하는 이유 · 157 | 무턱환자의 특징 · 157
무턱, 뻐드렁니, 돌출입의 비교 · 159 | 무턱의 치료 · 160
4D 입체 교정으로 치료한 무턱환자의 치료증례 · 162 | 실패한 발치 교정의 재 치료 증례 · 164

안면비대칭   172

안면 비대칭의 원인 · 173 | 안면 비대칭의 종류 · 174 | 안면비대칭을 치료해야 하는 이유 · 176
비골격성 안면비대칭환자의 얼굴 모습의 특징 · 177 | 비골격성 안면비대칭의 분류(한만형 분류법) · 178

골격성 안면비대칭의 치료 · 180 | 4D입체교정으로 치료한 안면비대칭 환자의 치료증례 · 183

개구교합   189

개구교합의 원인 · 189 | 개구교합을 치료해야 하는 이유 · 190 | 개구교합의 치료 · 191
4D입체교정으로 치료한 개구교합 환자의 치료증례 · 192

돌출입   199

돌출입환자의 얼굴모습의 특징 · 199 | 돌출입의 치료 · 200

사각턱과 광대뼈 돌출   202

사각턱 · 202
광대뼈 돌출 · 205

사례 및 후기

- 양악수술 부작용 및 실패 피해 사례…55
- 수면무호흡증의 비수술적 치료 후기…124
- 4D입체교정으로 치료한 주걱턱환자의 치료후기…147
- 무턱환자의 치료 후기…166
- 개구교합환자의 치료후기…195

CHAPTER **1부** O N E

양악수술이란?

CHAPTER ONE | 1 | 양악수술의 진실
어디까지 알고 있나?

양악수술을 받다가 불행한 사고를 당하는 안타까운 일이 간혹 매스컴을 통해 보도되고 있다. 현재 우리나라에서는 양악수술이 연간 1만건이상 시술되고 있는 것으로 추정되고 있다.

이처럼 양악수술이 많이 행해지는 나라는 세계 어느 나라에서도 유래를 찾아보기가 힘들다. 이는 한국이 '세계적인 성형강국'이라는 타이틀과 무관하지 않다.

'아름다움이 경쟁력이다.'라는 슬로건을 증명하듯이 방학때만 되면 성형외과가 문전성시를 이루고 '강남미인'이라는 용어가 탄생될 정도로 우리나라 사람들의 예뻐지고자 하는 욕망은 세계에서 둘째가라면 서러울 정도이다. 그러나 양악수술은 원래 미용성형수술이 아니라 안면기형을 치료하는 턱 교정 수술이다.

양악수술은 위턱과 아래턱을 동시에 절단하여 재배치시켜줌으로써 교합을 정상으로 만들어 저작(씹는기능)이나 발음 등의 기능을 회복시켜주고 안면 골격의 기형을 해소시켜주는 재건술이다.

그럼에도 많은 사람들이 양악수술에 열광하는 이유는 일부 병원에서 연예인을 대상으로 양악수술을 해주고 수술 전 후 사진을 마케팅에 이용하고 심지어는 노골적으로 '연예인 수술'이라는 신조어를 만들어내어 병원 홍보에 사용하고 있기 때문이다.

그래서 초창기에 양악수술이 일반인들에게 알려질 때만 해도 신데렐라를 만들어주는 마법의 수술로 인식될 정도였다. 그러나 양악수술은 얼굴 모습이 개선된다는 장점이 있지만 많은 부작용과 후유증이 따른다는 양면성을 가지고 있으므로 신중한 결정이 요구된다.

양악수술의 역사

오늘 날과 같은 양악수술은 1969년에 스위스 치과의사인 휴고 오베게서에 의해 안면 기형 환자를 치료할 목적으로 시작되었다.

우리나라에서는 1970년대 후반에 서울대학교 치과대학의 구강 악안면외과에서 처음 시작되었으며 그 후 서울의 3개 치과 대학을 중심으로 발전 되면서 전파되었다.

CHAPTER ONE 2 | 양악수술이란

선천적으로 기형이거나 비정상적으로 발달한 상·하악위턱과 아래턱을 동시에 절단하여 모양과 위치를 재배치시켜 정상적인 교합치아의 맞물림을 만들어주는 수술을 양악수술Two Jaw Surgery이라 하며 상악위턱이나 하악아래턱 한쪽만 수술하는 것을 편악수술One Jaw Surgery이라 한다. 양악수술의 정확한 의학적인 용어는 악교정수술Orthognathic Surgery이다.

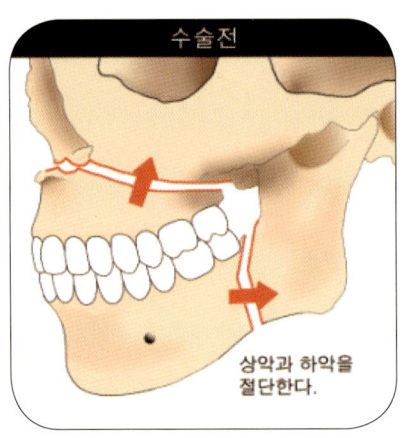

수술전
상악과 하악을 절단한다.

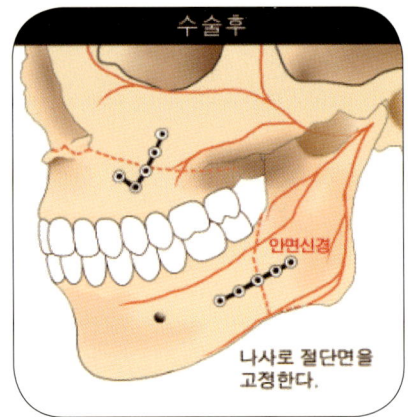

수술후
나사로 절단면을 고정한다.

> **양악수술이 적합한 연령**
>
> 양악수술은 얼굴뼈의 성장이 끝난 후에 해야 하므로 여자는 16~17세, 남자는 18~19세 이후에 하는 것이 바람직하다.
>
> 너무 이른 나이에 수술을 하면 뼈나 근육의 변형을 초래하여 얼굴 모습이 달라질 수 있기 때문이다. 골격이나 뼈가 자라는 시기에 수술을 하면 나중에 안면윤곽이 오히려 틀어질 수 있다.
>
> (참고문헌 :『양악수술의 두얼굴』김재승 저)

앞에서도 설명했듯이 양악수술은 안면골격의 기형을 바로잡아 주고 교합을 정상으로 만들어 주어 저작기능(씹는 기능)이나 발음기능을 정상으로 만들어주는 재건 수술이다. 그러나 시대적인 요구에 의해 요즈음은 미용성형수술의 개념으로 변모해 가고 있다.

일반적으로 양악수술만 하면 치열이 고르게 되고 교합이 잘 맞게 되는 것으로 알고 있으나 반드시 치아교정치료가 수반되지 않으면 재발 가능성이 높아지고 만족할 만한 결과를 얻을 수 없다.

해부학적으로 양악은 상악(위턱뼈, maxilla)과 하악(아래턱뼈, mandible)을 의미하는데 상악과 하악은 얼굴뼈의 기본골격으로 두 뼈의 얼굴에 대한 비중이나 위치가 얼굴 모양에 큰 영향을 미치고 또한 기능적으로도 교합(치아맞물림)의 변화를 가져오기 때문에 이에 대한 교정이 필요한 것이다. 그러나 악(顎)교정수술은 뼈를 깎거나 붙여서 턱의 위치와 모양을 변형시키는 대수술이기 때문에 쉽게 판단하거나 간단하게 생각해서는 안된다.

양악수술은 상악과 하악의 뼈를 잘라서 분리한 다음, 정상 교합에 맞게 상악과 하악의 뼈를 이동시키고, 이동된 뼈를 다시 고정하는 위험한 수술이라 후유증과 부작용도 그만큼 뒤따른다.

뿐만 아니라 턱관절의 위치와 위아래 치아의 교합관계를 충분히 고려하지 않고 수술을 하게 되면 수술 후에 음식을 잘 씹을 수 없게 될 뿐 아니라 턱관절 장애를 유발시킬 수 있으므로 세심한 주의가 요구된다.

그러므로 심미적인 면을 더 중시하는 성형외과 의사보다는 치아의 교합이나 턱관절에 대해 더 잘 이해하고 있는 치과의사구강악안면 성형외과에게 수술을 받는 것이 바람직하다고 생각된다. 지금까지는 악교정술은 보통 구강악안면외과치과의사나 성형외과 의사에 의해 칼을 대는 수술로만 할 수 있는 것으로 알려져 있다. 그러나 4D입체교정의 개발로 인해 양악수술과 유사한 얼굴 개선효과를 얻을 수 있게 되었다.

물론 지금은 위험부담이 큰 양악수술만큼의 드라마틱한 효과를 얻을 수는 없지만 언젠가는 가능할 것으로 전망한다.

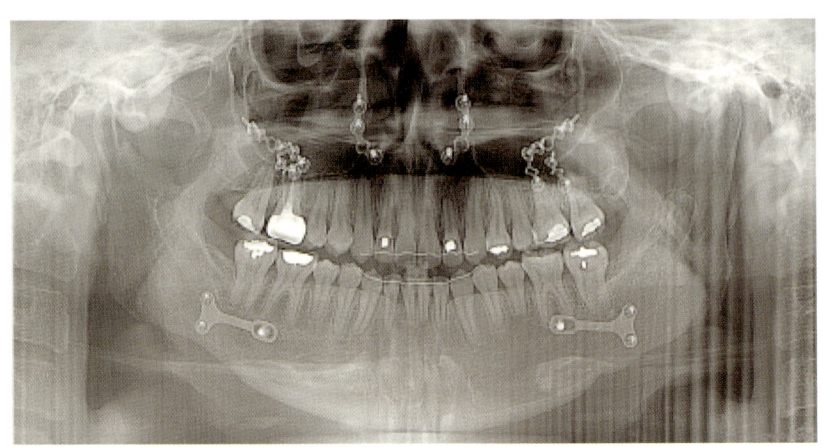

양악수술을 받은 환자의 파노라마 X-ray 사진

양악수술과 구분되어야 할 안면윤곽술 | 3 CHAPTER ONE

양악수술을 하면 연예인들처럼 예뻐진다고 알려져 있지만 실상은 연예인들이 가장 많이 받는 수술은 안면윤곽술Facial Bone Contouring Surgery이다. 연예인들은 기본적으로 예쁜 얼굴의 골격을 가지고 있기 때문에 양악수술을 하는 경우는 극히 드물며 대부분은 V라인을 만들어 얼굴을 작아보이게 하는 수술을 선호한다. 그 이유는 얼굴이 크면 아무리 이목구비가 예뻐도 '화면빨'이 잘 받지 않기 때문이다.

안면윤곽수술은 양악수술처럼 턱뼈를 절단하는 수술이 아니고 주로 아래턱을 둘러싸고 있는 피질골Cortical Bone을 깎아 내거나 턱끝을 뾰족하게 V라인으로 만들어 주는 턱끝 수술을 하여 얼굴의 윤곽을 다듬어 주는 수술을 말한다. 안면윤곽수술에는 광대뼈 성형수술, 사각턱 수술하악각축소수술, 턱끝성형수술이부성형수술, V라인 수술, 귀족수술상악증강수술, 하악하연절제수술 등이 있다.

하악하연절제수술은 마치 사과껍질을 벗겨 내듯이 턱뼈의 피질골을 도려내기 때문에 '돌려깎기'라는 재미있는 표현을 쓰기도 한다. 그리고 귀족수술이란 콧날개비익 옆 부위가 꺼져있는 경우 팔자주름이 잘 생기고 빈티

나게 보인다고 해서 이 부위를 북돋아 주기 위하여 실리콘이나 써지폼 등의 보형물을 삽입하는 수술이다. 이 수술을 하고 나면 얼굴에 입체감이 생기고 어려보일 뿐 아니라 부티나게 보인다고 해서 귀족성형수술이라는 어마어마한 별명이 붙게 되었다. 아무튼 우리나라 사람들의 창조적인 어휘력에 대해서는 놀라울 뿐이다.

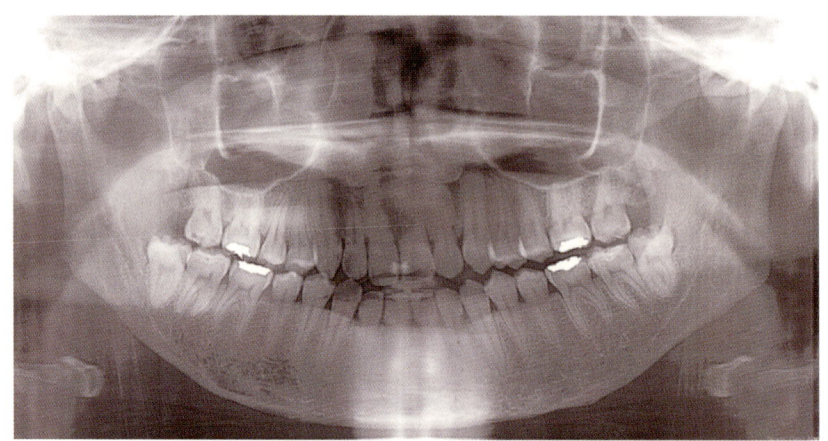

사각턱수술과 하악하연절제수술 받은 환자의 파노라마 X-ray 사진

안면윤곽술의 역사

안면윤곽술은 1980년대 인제대 백병원 성형외과 B교수와 K교수에 의해 시도되면서 1990년대 초 개원가의 S원장, Y원장 등이 본격적으로 미용목적으로 시술하기 시작했다.

양악수술의 과정

CHAPTER ONE 4

상담

얼굴 사진, 방사선 사진, 치아석고모형 등을 채득하여 정확한 진단과 치료계획에 대해 구체적인 상담을 한다. 이 때 전신건강 상태_{질병, 알러지 체질 등}에 대해서도 자세한 의견교환을 해야 한다.

진단

- 얼굴 검사
- 두개골 방사선 사진 촬영
- 치아석고모형을 토대로 정확한 진단을 한다.

치료계획

정확한 진단을 바탕으로 치료계획을 세우고 모의수술Mock Surgery을 한다.

수술 전 치열교정

이 때 발치교정, 비 발치교정을 결정하고 2개월에 1번씩 치아석고모형을 채득하여 수술에 적합한 치열교정이 되고 있는지 확인한다.

수술

양악수술은 전신마취하에서 시행되며 수술시간은 상태에 따라 대개 2~7시간정도 걸린다.

- 수술전에 전신마취를 위해 수면제를 투여한 후 기도삽관을 코를 통해 기도에 넣는다.
- 구강 안쪽을 절개한 후 상악과 하악에 붙어있는 근육이나 연조직을 분리하고 턱뼈를 미리 계획된 선에 따라 절골한다.
- 웨이퍼Wafer, 수술 중에 교합을 제자리에 맞출 수 있도록 수술전에 미리 제작된 치아모형의 틀를 이용하여 상하악을 수술 전에 계획된 위치에 위치시키고 수술용금속 고정판을 대고 수술용 나사로 고정한다. 뼈와 뼈 사이에 간격이 넓은 경우에는 자가뼈이식술을 시행하기도 한다.
- 필요에 따라 턱끝 성형술Genioplasty를 추가로 시행하기도 한다.
- 피가 수술부위안에 고이지 않도록 배액관을 삽입한 후 절개부위를 봉합한다.
- 수술 후 부종붓기이 심하지 않으면 마취를 위해 삽입한 기도삽관을 제거한다. 부종이 심한 경우에는 기도삽관을 제거하지 않고 중환자실로 가게 된다.
- 수술 후 전신마취에서 깨어나는 데는 대개 20~30분이 걸리며 의식이 완전히 회복될 때까지는 약 1~2시간이 필요하다.

수술 후 주의사항

1. 수술 후 감염이 생기지 않도록 수술부위를 자주 양치액으로 가글하여 소독한다.
2. 약 2주일간은 유동식을 섭취한다.
3. 얼굴의 부종붓기을 감소시키기 위하여 수술 후 약 1주일 동안 압박붕대를 착용한다.
4. 수술 후 부종은 2~3일째 가장 심하며 4~5일이 지나면 서서히 감소하기 시작한다.
5. 얼음찜질과 상체를 높이는 자세를 취하는 것이 부종해소에 도움이 된다.
6. 흡연과 음주는 상처 치유의 속도를 더디게 하므로 절대 금해야 한다.
7. 9~12개월 후에는 거의 치료가 완료되어 정상생활이 가능하다.
8. 6주일간의 회복기간 동안은 약물투여가 필요하다.

입원

수술 후 8~10시간 동안은 절대 금식을 해야 하며 침상에 누워 절대 안정을 취해야 한다. 수술 후 당일날은 호흡곤란, 통증, 메스꺼움, 갈증, 코피출혈, 구강 내 출혈, 부종붓기, 연하곤란침 삼키기가 어려움, 얼굴의 감각이상, 손발저림, 귀막힘, 허기짐, 불안과 우울증 등의 증상을 경험하게 된다.

퇴원

환자의 상태에 따라 수술 후 2~3일부터 퇴원이 가능하나 대개 3~5일 정도 입원하는 것이 보통이다.

외래진료

수술한 부위가 아무는 데는 약 6~9주가 필요하며 이 기간 동안은 매주 1~2회 정도 내원하여 수술 부위에 대한 치료를 받아야 한다.

수술 후 치열 교정

수술 후 6~9주 후에 수술한 부위가 잘 치유된 것을 확인한 후에 치열교정을 시작한다. 교정치료기간은 대개 6개월~1년 정도 걸린다.

유지장치(Retainer) 장착

양악수술과 교정치료 후에도 시간이 지나면서 수술 전의 상태로 10~20% 정도가 다시 돌아갈 수 있다. 그러므로 유지장치를 최소 1~2년 이상 구강 내에 장착해야 한다.

양악수술의 방법과 종류 | 5

양악수술은 상악의 Le Fort I 골절단술과 하악절단술을 기본으로 하고 있다. 최근에는 상하회전rolling, 시상면좌우측회전pitch, 평면좌우측회전 yawing 방향으로의 입체적 보정과 기울기tilting를 바꿔주는 미세한 교정까지도 가능하다. 요즘은 수술 후 턱끝의 방향과 돌출 교정을 위해서 턱끝교정술Genioplasty을 추가로 시행하기도 한다.

턱을 고정하기 위해 수술용 판, 나사, 선, 고무밴드 등이 사용될 수 있으며, 밖으로 흉터를 남기지 않기 위해 주로 구강 안쪽을 절개한다. 환자에 따라서 구강 바깥쪽을 절개하기도 하며 필요에 따라 턱뼈를 잘라내거나 또는 뼈를 이식하여 붙이기도 한다. 의료용이긴 해도 드릴, 정, 끌 등 목공소 연장같은 도구 등이 사용된다.

주걱턱

턱 끝만 비대하거나 긴 것이 아니라 전체 아래턱이 크고 돌출한 경우에는 턱을 전체적으로 뒤로 밀어 넣어 주어야 하므로 외과적으로 수술 할 경우 수술 전후 교정 치료와 함께 하악절단수술을 시행한다.

하악절단술에는 시상분할골절단술SSRO: Sagittal Split Ramus Osteotomy과 수직

골절단술(IVRO:Intraoral Vertical Ramus Osteotomy)이 있다. 시상분할골절단술은 아래턱의 뒷부분을 세로로 분할하여 안쪽, 바깥쪽, 뼈판으로 맞추는 수술이고 수직골 절단술은 아래턱의 뒷부분을 수직으로 절단하여 맞추는 수술이다.

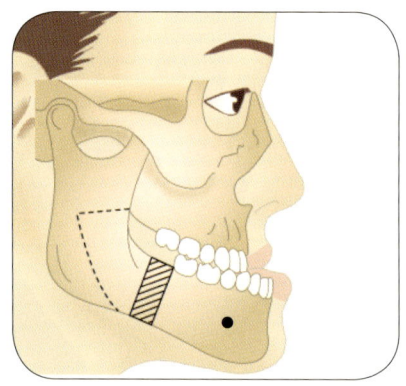 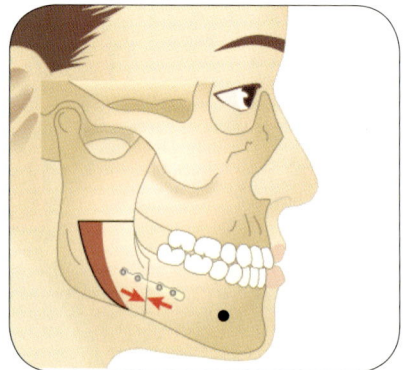

시상분할골 절단술

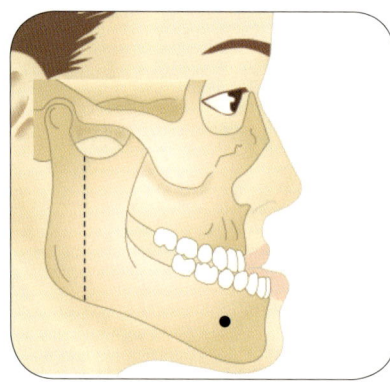 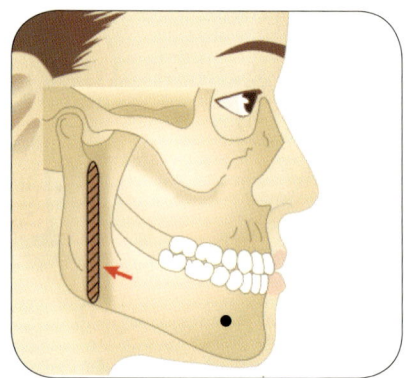

수직골 절단술

안면비대칭

안면비대칭의 양악수술방법은 얼굴의 모습과 부정교합의 상태에 따라 다양하게 달라진다. 대부분의 안면비대칭 수술은 양악수술을 기본으로 하여 분절골 절단술의 복합수술을 시행한다.

심한 경우에는 광대뼈 수술, 사각턱 수술, 턱끝 수술 등 여러가지 안면윤곽술을 병행하는 복합수술을 하기도 한다.

분절골 절단술(Segmental Osteotomy)

양악수술만으로는 얼굴모습을 만족스럽게 개선시켜 주기가 어려울 경우 양악수술과 동시에 위·아래턱뼈를 세로로 2~4조각으로 절단하여 조립하는 수술을 말한다.

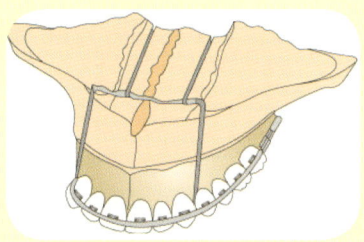
위턱뼈의 분절골절단술

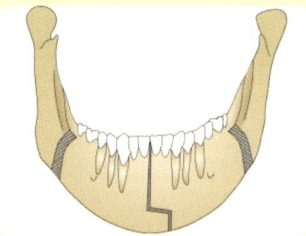
아래턱뼈의 분절골절단술

장점 : 교정치료기간이 단축된다.

단점 : ① 간혹 양쪽 제 1소구치를 발치해야 한다.

② 과다한 출혈이나 부종, 극심한 통증 등의 합병증이 나타날 수 있다.

③ 안면마비, 골 괴사, 치아탈락, 치아변색 등의 후유증이 나타날 수 있다.

무턱

일반적인 무턱의 양악수술은 주걱턱의 양악수술보다 어렵다. 그 이유는 대부분의 주걱턱은 아래턱이 크기 때문에 턱뼈를 일부를 잘라내면 되지만 무턱은 작은턱을 크게 만들어 주어야 하기 때문에 어려움이 있다.

무턱은 양악수술만으로 치열을 잘 맞출 수 없기 때문에 반드시 치아교정치료가 선행되어야 한다. 간혹 작은 어금니를 발치하고 교정치료를 한 후에 발치공간을 이용하여 분절골 절단술의 복합수술을 하기도 한다. 그다지 심하지 않은 무턱의 경우에는 단순히 턱끝을 잘라서 전방으로 이동시키는 수술(전진이부성형수술)로도 치료하지만 효과는 크게 기대하기 힘들다. 대부분의 무턱수술은 위턱을 잘라내어 길이를 줄인 뒤 아래턱을 앞쪽으로 이동시킨다.

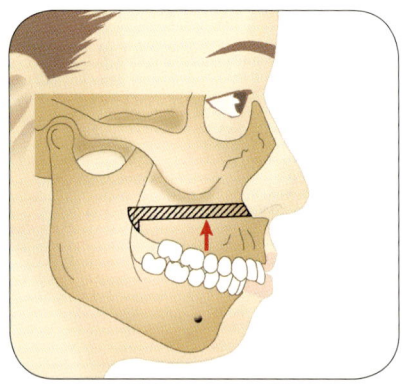 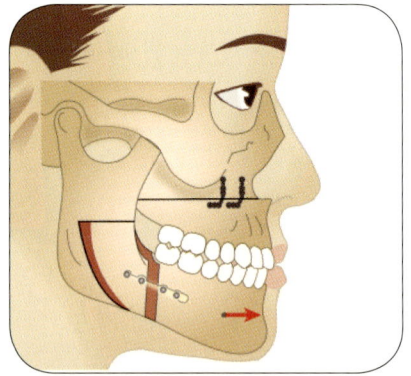

돌출입

일반적으로 주걱턱, 안면비대칭, 무턱의 경우에는 치아교정치료를 한 후에 양악수술을 하는데 반해 돌출입에서는 양악 수술을 먼저하고 나중에 치아교정치료를 하는 것이 결과가 더 좋다.

대부분 위 아래 작은 어금니 4개를 발치하고 그 공간 만큼의 턱뼈를 잘라낸 뒤 턱뼈를 뒤로 밀어 내는 전방 분절골 절단술ASO:Anterior Segmental Osteotomy을 사용한다.

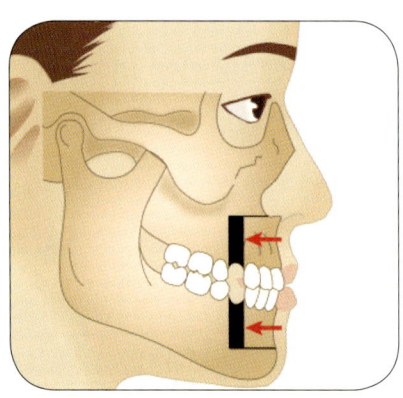 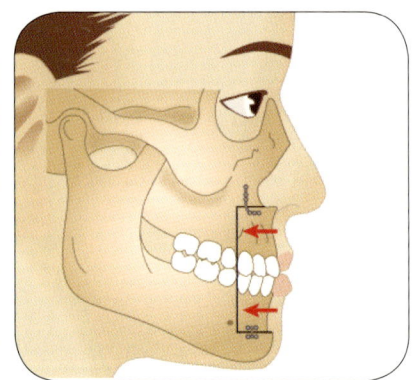

CHAPTER **2부** TWO

양악수술의 허와 실

CHAPTER TWO — 1. 성형수술의 허와 실

성형수술의 부작용과 함정

많은 사람들은 성형수술 자체를 요술처럼 생각하는 경향이 있다. 부작용이나 성형수술의 함정을 생각하지 않고 있다는 뜻이다. 성형수술도 다른 모든 수술처럼 의사에 따라 결과가 달라질 수 있다. 아무리 정형화된 교과서적인 방법이 있다고 해도 의사의 숙련도나 경험 등에 의해 결과가 다를 수가 있는 것이다. 금형으로 똑같이 찍어 내는 공산품처럼 같을 수가 없는 것이다.

일반적으로 미적인 부작용과 기능적인 부작용을 들 수 있는데 특히 얼굴의 경우 외과적 수술을 하게 되면 반드시 나타날 수 있는 부작용을 미리 염두에 두어야한다.

성형수술후의 성공한 결과만을 가지고 성형술을 가볍게 여겨서는 안된다는 것이다. 모든 의사들은 잘못된 결과나 부작용에 대해서는 크게 설명하지 않는다. 성공한 사례나 결과가 좋은 경우만 내세우는 경향이 있기 때문이다.

칼 대는 모든 수술은 흔적이 남는다

모든 외과적 수술은 흔적이 남는다. 아무리 감쪽같이 수술한다 해도 칼을 대는 수술은 어딘가에 수술한 흔적이 남는다는 사실을 알아야 한다. 단지 수술의 흔적이 쉽게 노출되지 않도록 감추거나 어딘가로 숨겨버릴 뿐이다. 칼을 대는 수술이 어떻게 흉터가 없겠는가. 내시경 등으로 흔적을 적게 하거나 입 안쪽 등으로 감출뿐인데도 의사들은 흉터가 없다고 말한다.

여러해 전 얼굴의 주름을 제거하기위해 안면박피술을 받은 여성 사업가를 만난 적이 있는데 머리스타일이 항상 단발머리로 양쪽 귀부위를 덮고 있었다. 나중에 알고 보니 수술 흔적을 감추기 위해 늘 짙은 화장과 단발머리를 한다는 것이었다. 결국에는 우울증을 앓다가 자살했다는 소식을 들었다.

컴퓨터 그래픽의 한계

컴퓨터그래픽을 통해 수술 후의 결과를 알수 있다고는 하나 실제로 수술 후의 결과와 정확히 같을 수가 없다. 특히 요즈음은 포토샵이나 합성 등의 방법으로 수술후의 결과를 마음대로 조합할 수 있어 컴퓨터로 나타난 수술 후의 모습을 그대로 믿으면 나중에 실망할 수가 있다. 몇해 전 한 의료박람회장에 같더니 수술전후의 모습을 컴퓨터로 즉석에서 보여준다고 홍보하는 병원이 있어 의뢰해봤더니 포토샵 아르바이트가 즉석에서 포토샵 처리한 모습을 수술 후의 모습이라고 보여주고 있었다.

의료와 아무 관련이 없는 포토샵 아르바이트생에게 많은 사람들이 줄지어 서 있는 것이었다. 아무리 숙련된 의사라도 포토샵으로 정교하게 처리한 모습처럼 수술할 수가 없는 것이다.

양악수술의 허와 실

양악수술이나 안면윤곽술같은 경우 안면신경 마비같은 장애나 사망에 이를 수도 있는 위험한 수술이라는 사실을 사람들은 너무 쉽게 생각하는 경향이 있다. 양악수술이나 안면윤곽술은 결코 쉬운 수술이 아니다. 전신마취하에 수술하는 모습과 수술 후의 회복하는 과정을 실제로 본다면 아마 양악수술이나 안면윤곽술을 선뜻 쉽게 결정하지 못할 것이다. 특히 양악수술을 하고 나면 바로 신데렐라가 될 것이라는 환상을 갖는 것은 금물이다. 수술 결과에 만족을 하지 못하고 재수술하는 경우가 간혹 생길 수 있다. 물론 양악수술이 좋은 점이 전혀 없는 것은 아니다. 선천성 안면기형이나 사고등으로 인한 심한 안면기형의 경우 양악수술등으로 인생을 바꿔줄 수도 있다. 그러나 그런 경우에도 수술이 결코 쉽지만은 않다는 뜻이다. 따라서 단순히 미용목적이라면 그런 고난이도의 위험한 수술을 가볍게 생각해서는 안된다는 얘기이다.

다음과 같은 양악수술의 실체를 인지한 후 신중한 판단을 하여 양악수술을 결정하는 것이 바람직하다.

(참고문헌 : 『양악수술의 두얼굴』 김재승 저)

1 많은 사람들이 양악수술만 하면 치열도 예쁘게 되고 교합이 잘 맞아 음식을 잘 씹을 수 있을 것이라고 생각하고 있다. 그러나 사실은 수술 전에 치아교정치료를 하여 치열을 고르게 해야하고 수술이 끝난 후에도 다시 치아교정치료를 하여 마무리를 해주어야 한다.

선교정 → 양악수술 → 후교정의 3단계를 거치기 때문에 치료기간이 결코 짧지 않다. 치아교정치료기간을 단축시키기 위하여 선 수술 → 후 교정을 하는 방법이 있으나 치료결과가 만족스럽지 않을 수도 있다. 그리고 간혹 양악수술의 치료기간을 단축시키기 위하여 양악수술+분절골 절단술의 복합수술을 하는 방법도 있으나 수술이 복잡하고 합병증이 많은 것이 단점이다.

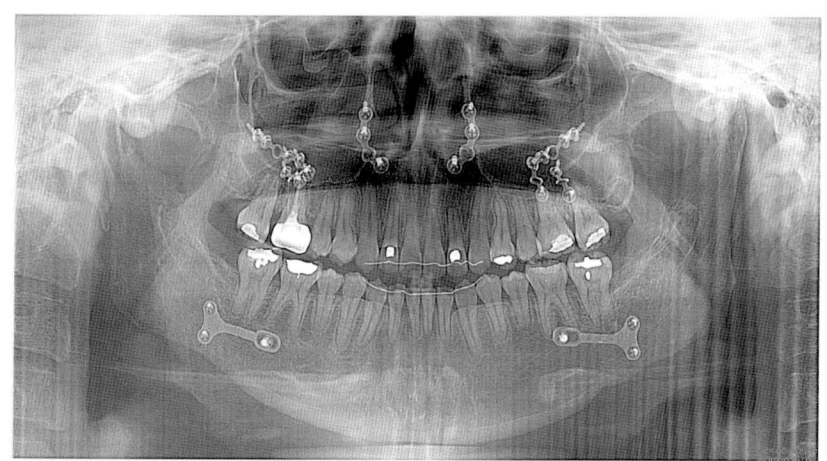

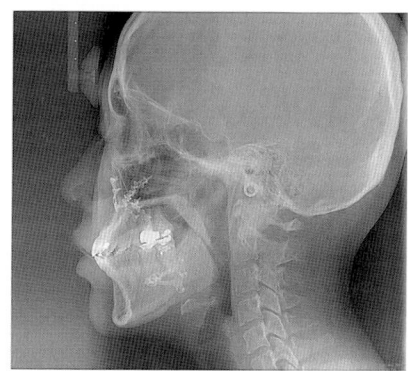
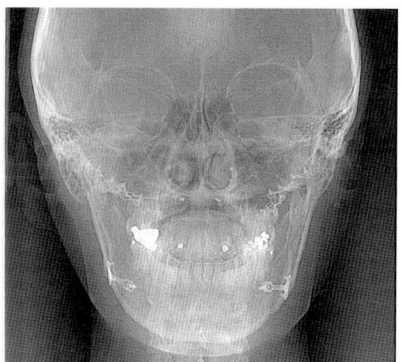

양악수술 후 촬영한 두개골 X-ray 사진

2 양악수술이 끝나면 수술용 금속판과 나사가 얼굴뼈에 계속 남아있게 되어 두개골 X-ray사진을 촬영하면 나오게 된다. 예민한 사람들은 금속을 제거하기 원하지만 적지 않은 수술비용이 들고 다시 한번 수술을 해야 한다는 부담이 있다. 제거수술은 양악수술 후 6개월이 지나면 시행할 수 있으며 1년 6개월이 지나면 금속판 위로 뼈가 자라서 덮기 때문에 제거가 불가능해진다.

3 예뻐지기 위하여 턱을 너무 많이 집어 넣게 되면 혀가 놓일 수 있는 공간Tongue space이 줄어들어 숨쉬기가 불편해지거나 코골이가 심해질 수 있으며 심한 경우에는 수면무호흡증이 생겨 수명이 단축될 수도 있다.

4 양악수술 후에도 기대한 만큼 얼굴이 변하지 않을 경우도 있고 혹은 얼굴이 너무 변해서 전혀 다른 사람으로 보이는 경우도 있다. 그 이유는 얼굴뼈는 변화를 줄 수 있지만 얼굴 살은 변화를 줄 수 없기 때문이다.

5 얼굴뼈를 너무 줄이면 얼굴 살이 남아서 인중이 길어지거나 볼살, 턱 밑살이 처지는 경우가 있다. '작고 갸름한 얼굴'을 만들기 위해서 얼굴뼈를 지나치게 줄이면 얼굴 살이 남아 늘어지게 되어 인중이 길어져서 앞니가 안 보이게 되기도 한다.

6 얼굴 모습이 개선되기도 하지만 진단을 잘못하여 절단할 턱뼈의 디자인이 잘못될 경우 부자연스러운 얼굴이 되거나 원치 않는 얼굴이 될 수 있다. 가령 예를 들면 작은 얼굴을 만들기 위해서 얼굴뼈의 길이를 너무 줄이면 네모난 얼굴이 될 수 있으며 돌출입을 많이 들어가 보이기 위해서 위턱을 너무 많이 넣으면 코 주위가 오목해지고 입술이 작아지고 얇아지기도 한다.

7 주걱턱의 경우 아래턱을 지나치게 안으로 넣으면 턱관절장애를 유발시켜 입을 크게 벌릴 수 없거나 저작기능씹는 기능이 저하되는 경우가 있다.

8 위, 아래 턱의 위치가 변하고 입술근육이 변하여 발음이 새거나 발음 기능이 나빠질 수 있다.

9 간혹 재발이 되기도 하며 드물지만 재수술이 필요한 경우도 있다. 수술을 받고나면 그 상태가 그대로 유지되는 것으로 알고 있지만 아무리 수술이 잘 되었어도 시간이 지나면서 수술 전의 상태로 10~20%정도는 다시 돌아갈 수 있다. 그 이유는 얼굴 주위의 근육이 원래대로 돌아가려는 성질이 있기 때문이다. 양악수술은 얼굴뼈만 절단하여 변화를 줄 수 있지만 얼굴 주위의 근육은 변화시킬 수 없기 때문에 얼굴주위에 있는 근육의 운동에 의해 다시 얼굴뼈가 약간 원래 상태로 돌아갈 수 있다.

10 안면비대칭 수술로는 자로 잰 듯이 완벽하게 대칭을 만들어 줄 수 없다. 그 이유는 인간은 원래 완벽하게 대칭의 얼굴을 가지고 있지 않기 때문이다. 특히 좌우 턱뼈의 위치나 크기가 많이 다른 경우에는 한계가 있으며 대칭을 만들어 주기 위하여 큰 쪽의 턱뼈를 지나치게 줄이면 얼굴 살이 남아 늘어지게 되어 얼굴 살이 비대칭으로 될 수 있으며 간혹 양악수술이 잘 되었어도 비대칭이 심하고 입술선이 기울어져 있거나 웃을 때 입이 삐뚤어지는 사람은 앞니의 노출정도가 다르게 보일 수 있다.

CHAPTER TWO

2 | 양악수술 부작용 및 후유증

일반적인 합병증

양악수술은 뼈를 절단하는 수술이기 때문에 연부조직을 수술하는 다른 성형수술에 비해 오래 걸릴 수 있어 장시간 수술로 인한 마취 후 폐렴, 쇼크, 사망 등 마취에 의한 일반적인 부작용이 발생할 수 있다. 특히 뼈가 약한 경우에는 고정이 어려워서 수술시간이 예상 외로 길어질 수 있다. 또한 양악수술 도중 저혈압마취 hypotensive anesthesia를 하나 다량의 출혈로 인한 쇼크의 가능성이 있으며, 이로 인해 수술 중 수혈이 필요할 수 있다 .

치아 관련 합병증도 약 2-3%에서 발생하는데 잇몸뼈에 붙어있는 연조직 손상에 이어 치조부위의 합병증 발생이 많다. 치아 뿌리의 손상도 발생할 수 있다. 광대뼈를 깎을 때는 특히 안와 눈알이 들어있는 뼈 밑에 있는 안와하 신경을 주의해야 한다. 이 신경이 압박이나 손상을 받으면 수술 후에 입 주위 감각이 떨어질 수 있으며 약 10~20%에서 발생 수술적 어려움으로 인해 신경이 절단될 경우 신경 복원술을 시행하게 되고 다시 감각이 돌아오기까지 오랜 시간이 걸릴 수 있다. 그 밖의 뇌신경 손상 가능성도 있다.

위아래 턱뼈에 혈액을 공급하는 혈관이 손상되면 분절성 무혈성 괴사가 드물게 발생할 수 있다. 일반적인 합병증들은 다음과 같은 것들이다.

- 수술 후 1주일동안 코피나 가래가 목구멍을 막아서 호흡곤란이 올 수 있다. 응급상황이 발생하면 수술 후 위 아래턱을 고정하기 위하여 위아래 치아끼리 묶은 고무줄을 제거하고 빨리 의료진에게 알려야 한다.
- 간혹 수술 후 과다한 출혈이 생길 수 있다. 그로인해 혈압저하가 올 수 있으며 오랫동안 혈압저하가 지속될 경우에는 뇌사상태가 될 수 있다.
- 수술 후 2~3일간 부종이 생긴다. 부종이 너무 심한 경우에는 기도가 폐쇄되어 호흡곤란이 올 수 있다. 간혹 3~4개월 후에도 부종이 빠지지 않는 경우가 드물게 있다.
- 수술 후 통증이 심하다. TV에 출연하여 극심한 통증으로 인해 죽고 싶었다고 하는 연예인이 있을 정도로 통증이 심하다.
- 수술부위에 감염이 생길 수 있다. 수시로 구강소독제로 입안을 가글하여 청결하게 유지하지 않으면 구강 내 세균으로 인해 수술부위에 감염이 생길 수 있다.
- 위턱을 과도하게 뒤로 넣을 경우 귀가 막히는 증상이 생기거나 중이염이 생길 수 있다.
- 입술의 감각이상이 올 수 있다. 수술중에 상악신경이나 하치조신경에 손상을 줄 경우 감각이상이 올 수 있다. 대개는 1년 이내에 서서히 회복되나 간혹 영원히 회복되지 않는 경우도 있다.
- 신경절단으로 인한 안면마비가 올 수 있다. 특히 광대뼈 수술 후 눈가와 이마에 마비가 올 수 있다.
- 수술 중 치아 뿌리의 신경이 손상받아 치아가 변색되거나 치아가 빠질 수 있다. 특히 분절골 절단술을 하는 경우 치아뿌리가 다칠

수 있다.
- 턱 절제술 후 고정이 제대로 되지 않으면 턱뼈에 괴사가 생길 수 있다. 간혹 부분적 골 괴사가 돼서 코와 구강이 개통될 수도 있고 여러개의 치아를 빼야하는 경우도 있다.
- 주걱턱의 경우 아래턱을 과도하게 뒤로 넣으면 코골이가 생길 수 있다. 특히 비만이 있는 경우에는 더욱 심해지며 심하면 수면무호흡까지 생길 수 있으므로 과도한 수술은 피해야 한다.
- 잘못된 디자인으로 인해 부자연스러운 얼굴 모습을 만들어 줄 수 있다. 전체적인 얼굴의 균형을 고려하지 않고 욕심을 내어 과도하게 수술할 경우 생길 수 있다.
- 교합을 정확하게 맞춰주지 않거나 과도하게 아래턱을 뒤로 넣는 경우 턱관절 장애가 올 수 있다.
- 간혹 수술 중 얼굴 손상으로 인해 흉터가 생길 수 있다. 작은 입안에서 하는 수술이기 때문에 입술주위가 수술기구에 의해 다칠 수 있다.
- 얼굴 살이 남아 볼 살이나 턱 밑살이 처지거나 인중이 길어질 수 있다. 예쁜 얼굴을 만들기 위하여 얼굴뼈를 작게 만들수록 얼굴 살이 남게 되어 살이 처지게 되므로 과도한 수술은 피하는 것이 좋다.
- 간혹 개구교합이 생길 수도 있으며 수술 전 보다 교합이 더 안 맞게 되는 경우도 있다. 수술 후 위아래 턱이 제대로 맞지 않거나 교합이 심각하게 틀어진 경우에는 재수술이 필요할 수 있다.

기능적인 부작용 및 후유증

고위험, 고난이도의 수술이기 때문에 장시간 지혈이 되지 않으면 빈혈, 저혈압 등이 생길 수 있다.

- 수술후 회복되는 몇 개월간 통증이 완전히 사라졌다가도 수술 1년 경과 후 갑자기 통증이 다시 나타나는 경우도 있으며 음식을 씹거나 하품을 하거나 크게 웃거나 입꼬리를 올릴 때 찌릿찌릿한 느낌이 들기도 한다. 비가 오면 관절이 쑤시듯 턱이 시리고 욱신거리기도 하며 수술 과정에서 하치조신경, 설신경, 안와하신경의 손상으로 촉각, 안면마비 등의 감각 이상이 올 수 있다.

- 수술 얼마 후 아랫니가 시리고 욱신거리다가 치아가 검게 변한 경우도 있으며 멀쩡했던 치아의 신경이 죽어서 임플란트와 같은 별도의 처치가 필요하게 되는 경우도 있다. 치아의 신경이 죽은 경우가 아니더라도 수술 후 치아가 반복적으로 시리거나 치통을 동반하게 되는 경우도 있으며 수술 후 치아가 흔들리거나 수술직후 턱뼈가 약해져서 치아가 흔들리는 느낌을 받는 경우도 있다. 잇몸 일부의 감각이 돌아오지 않은 경우도 있으며 코 주변, 입술의 일부, 턱 끝이 얼얼하거나 뻐근한 느낌, 아니면 아예 감각이 소실되는 경우도 있다.

- 수술 후 감염으로 조직 괴사가 생길 수 있고 심하면 골수염까지 유발되기도 한다. 양악수술 후 골격의 변화로 기도의 변화가 생기게 되면 이와 연관되어 수면무호흡증이 생길 수 있다.

- 수술 후 턱관절의 위치나 가해지는 힘이 달라져서 턱관절 장애를 유발할 수 있으며 갑자기 먹을 때나 하품할 때 '딱딱' 소리가 들린다는 환자도 있다. 핀에 의한 피부 트러블이 생길 수도 있으며 수술 후 갑자기 여드름이 생기는 경우도 있다. 특히 상악의 이동이 필요한 경우에 상악과 비강과 그 밖의 호흡에 쓰였던 공간들의 모양의 변형으로 코골이가 생기는 경우도 있다.

- 수술후 입술과 입 근육의 통제가 원활하게 이루어지지 않아 잠잘 때 침을 과도하게 흘리거나 입술이 잘 다물어지지 않아 이상해 보이는 경우도 있다. 또는 수술 후 오랜 시간이 지났음에도 입을 최대한 크

게 벌려도 정상보다 벌어지는 양이 현저하게 적은 경우도 있다. 티스푼으로 밥을 먹는다는 환자도 있었음 수술 전에 비해 상대적으로 발음이 이상하고 부정확해지는 경우도 있다. 혀가 큰 사람들이 이런 문제를 겪을 수가 있는데 혀의 크기는 그대로인데 혀가 차지하고 있던 입 안의 공간과 크기가 뼈의 이동으로 인해 작아졌기 때문에 혀의 위치가 어색하게 되면서 발음도 새거나 이상해 질 수 있는 것이다. 상악의 위치가 변형되면서 호흡이 원활하게 되지 않아 답답함을 느끼는 환자도 있다. 턱 수술 후 오히려 티가 날 정도로 비대칭이 심한 경우도 있다. 대부분 부정교합인 사람들이 수술 후에도 교합이 맞지 않거나 오히려 수술 전보다 더 좋지 않은 결과를 가져오는 경우도 있다. 양악수술 후에 많은 경우 잇몸이 붓고 시리거나 아픈 경험을 하게 되며 수술 후 턱관절 쪽에 이상이 생겼을 때 귀에서 소리가 들리는 경우도 있다.

외모적인 부작용 및 후유증

- 코 모양의 변형 : 윗 입술과 상악의 위치가 변하면서 근육이 잡아당기기 때문에 코가 넓거나 콧구멍이 큰 사람들은 코가 퍼져 보일 수 있다. 혹은 얼굴 전체 길이에서 차지하던 턱의 비율이 작아져서 상대적으로 코가 부각되어 보이거나 예전의 얼굴보다 코가 훨씬 길어 보이기도 한다.
- 인중이 길어지거나 선이 흐려짐 : 윗입술이 튀어나와 있을 때는 각도 때문에 몰랐다가 상악을 넣은 후에 인중이 펴지면서 얼굴에서 차지하는 인중 길이가 상대적으로 길어 보일 수 있다. 하악에 이부수술 턱끝성형수술까지 하면 아래턱의 길이도 짧아지므로 인중이 더 길어 보인다.

- 턱살과 피부의 처짐 : 턱의 절제 후 그 턱을 감싸고 있던 피부가 늘어지는 경우가 있다. 나이가 비교적 젊고 피부의 탄력이 좋은 경우, 또는 수술 후 꾸준하게 관리를 받은 경우는 이런 문제를 완화시킬 수 있지만, 원래 턱살이 많았던 경우나 뼈의 절제량이 많은 경우 또 나이가 들면서 피부의 탄력이 약해질 경우 수술 후 생겼던 턱선이 울퉁불퉁해지거나 뭉툭해 질수 있다

- 웃을 때 부자연스러움 : 양악수술을 한 사람을 알아볼 수 있는 첫 번째 방법이 웃는 모습을 보는 것이라고 한다. 웃을 때 사용되는 근육이라든지, 입꼬리의 위치 등이 양악 수술환자는 티가 난다. 자칫하면 수술 전의 자연스러운 웃음을 잃게 될 수 도 있다

- 턱 모양이 이상해짐 : 수술한 환자 중에는 오히려 수술 전이 낫다는 말을 듣는 사람도 있다. 그 이유는 과도하게 들어간 양악의 모양이 흡사 할머니나 합죽이 같은 인상을 줄 수도 있기 때문이다. 실제로 양악 수술을 한 환자 중 직접 보면 너무 수술한 티가 나고 징그러울 정도로 턱 모양이 뾰족하거나 작거나 혹은 흔히 개턱이라고 일컫는 경우처럼 귀부터 턱 끝까지 이어지는 선이 완전히 일자로 누워버려 양옆의 턱을 뚝 잘라낸 모양처럼 보이는 사람도 있다. 수술 후의 모습을 100% 정확하게 예측하기가 어렵다 . 칼을 대는 양악 수술은 그만큼 모험일 수도 있다는 얘기다.

- 입술 중심선과 치아 중심선 : 치아의 중심선 같은 경우는 치아교정으로 맞출 수 있지만 아랫입술과 윗입술의 가운데 부분이 수술 후에 맞지 않는 경우도 있다.

- 아래턱이 길어 보임 : 이부성형수술을 한 환자들은 부종이 지속적으로 빠지는 2년 정도까지 계속 턱이 작아지는 것을 느낄 수 있다. 하지만 살이 찌거나 하는 경우에는 살들이 아래로 처져서 아래턱이 다시 자란 것처럼 보이는 경우가 있다. 간혹 재수술을 해야 할 정도

로 심한 경우도 있다.
- 윗입술이 얇아짐 : 상악이 들어가면서 윗입술이 아래로 내려오는데 그런 과정에서 윗입술이 말려들어간 것처럼 얇아 보일 수 있다. 원래 잇몸 노출이 심했던 사람이라면 양악 수술 후에 잇몸 노출이 줄어드는 효과를 얻게 되지만 반대로 잇몸노출이 너무 없어 웃을 때 이상하고 답답해 보이는 경우도 생긴다.
- 옥니 : 잘못된 수술의 경우 상악의 회전량이 너무 많아 옥니처럼 보이는 경우가 있다. 실제 이런 사례로 힘들어하는 환자도 있다.
- 팔자 주름 : 전체적으로 나와 있던 턱과 입부분이 뒤로 후퇴하면서 입가 양 옆의 팔자주름이 더 깊게 패이게 된다. 양악 수술을 한 사람들은 원래 턱 때문에 나와 있던 근육들이 뒤로 들어가며 특히 웃을 때 팔자주름이 더 잘 보이게 된다.

전신마취에 의한 합병증과 후유증

- 수술 후 전신마취에서 깨어나지 못할 경우 의식불명뇌사상태이 될 수 있다.
- 전신마취 후 체력저하, 어지럼증, 기억력 손상과 같은 후유증이 생길 수 있다.
- 전신마취 시 6~7mm의 굵은 튜브를 기도에 삽입하게 되는데 천식이나 알러지 체질인 사람은 튜브의 자극으로 인하여 후두나 기관지가 알러지 반응으로 수축하면 산소가 폐로 전달되지 못하여 생명이 위험하게 될 수 있다.
- 전신마취 시 튜브를 넣을 때 성대가 마찰되어 일시적으로 마비될 수 있으며 혹이 생겨서 수술로 제거해야 하는 경우도 있다. 간혹 목소리가 쉰

것처럼 바뀔 수 있다.

- 드물게 원인 모르는 악성 고열증이 생길 수 있으며 일단 발생하면 대책이 없다.
- 수술 시 허파꽈리에 공기가 원활하게 공급되지 않은 경우 무기폐, 폐부종, 폐렴 등의 심각한 합병증이 생길 수 있다.
- 전신 마취제가 간에서 분해되기 때문에 간염이나 지방간이 있는 경우에는 간기능부전이 생길 수 있으므로 수술을 연기해야 한다.
- 전신마취제로 인해 수술 후 약 12시간동안 메스껍고 구역질나는 증세가 나타날 수 있으며 그로 인해 호흡을 빠르게 쉬면 손발이 저리고 마비되는 과호흡 증후군이 나타날 수 있다.
- 전신마취튜브 삽입 시 입안이나 목 또는 비강쪽에 상처가 생겨 염증이 생길 수 있다.

양악수술비용

의사와 의료기관에 따라 수술비용의 차이가 천차만별이다. 적게는 6~7백만원 정도, 많게는 2~3천만원 정도이다. 난이도와 위험도가 높은 수술이다 보니 경험이나 숙련도 등에 따라 큰 차이가 나고 있는 실정이다.

CHAPTER 3부 THREE

양악수술의 부작용 및 실패 피해사례

CHAPTER THREE

1 TV의 소비자 고발 프로그램의 양악수술 부작용 사례

소비자 고발
양악수술
부작용 편

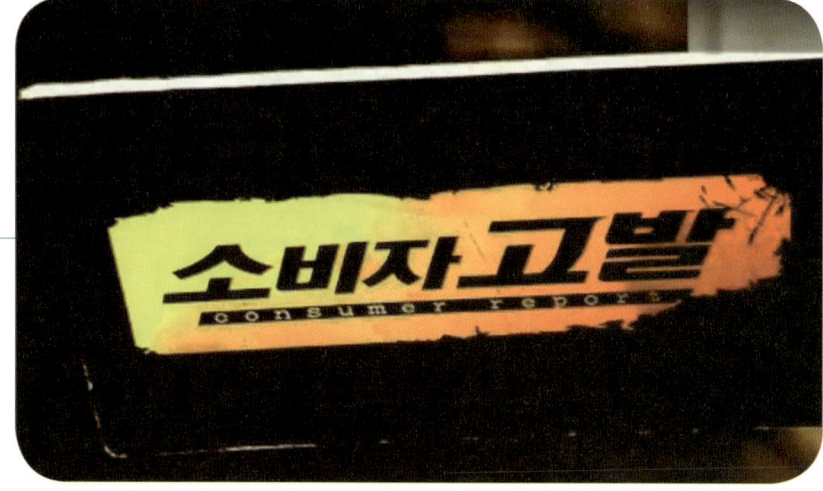

양악수술의
부작용은
설명해주지 않고
양악수술을
강요하는 상담실장

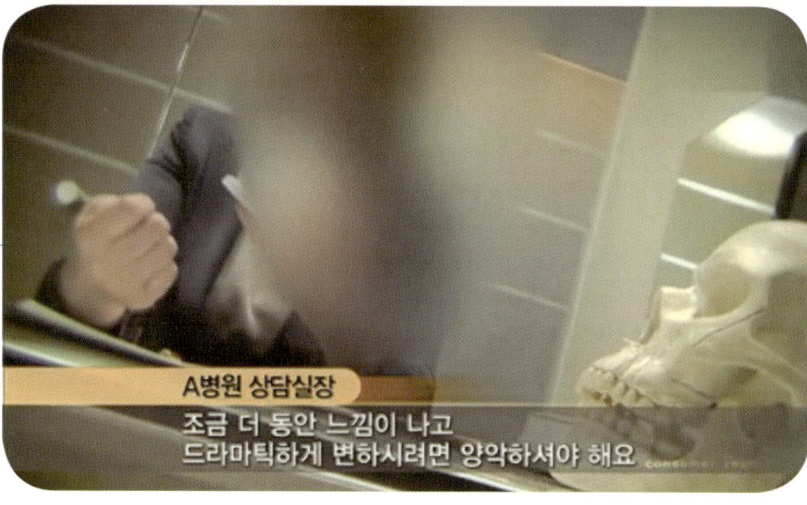

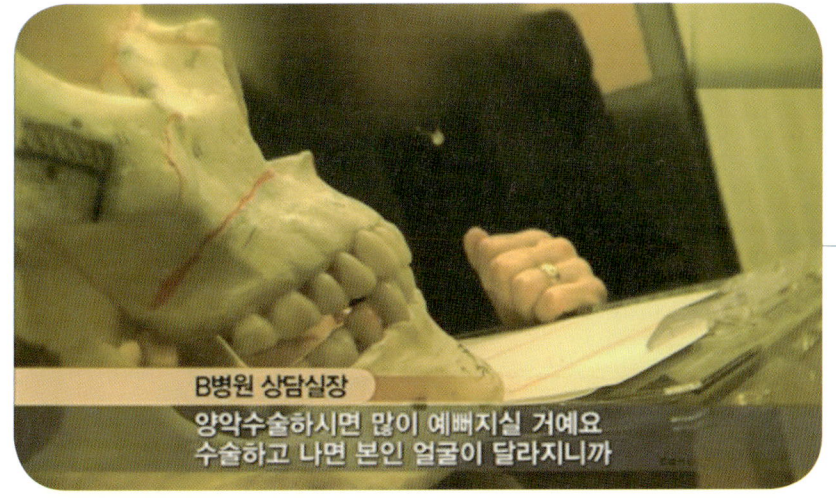

다른 병원 역시 부작용 설명은 하지 않고 양악수술을 권하기만 하고 있다.

양악수술 부작용 피해자

양악수술 부작용 피해자

"환자들에게 양악수술이 간단한 수술이라고 말하는 병원들이 많습니다."

양악수술은 기도유지 하기가 어렵고 부종도 많고 출혈 또한 많습니다. 양악수술 부작용이 오는 것은 어찌 보면 당연할 수도 있습니다.

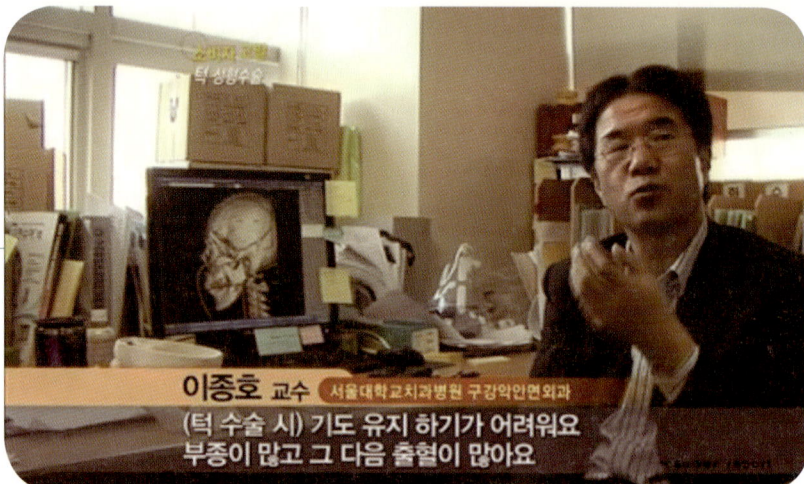

양악 수술 부작용으로 입이 비뚤어진 환자

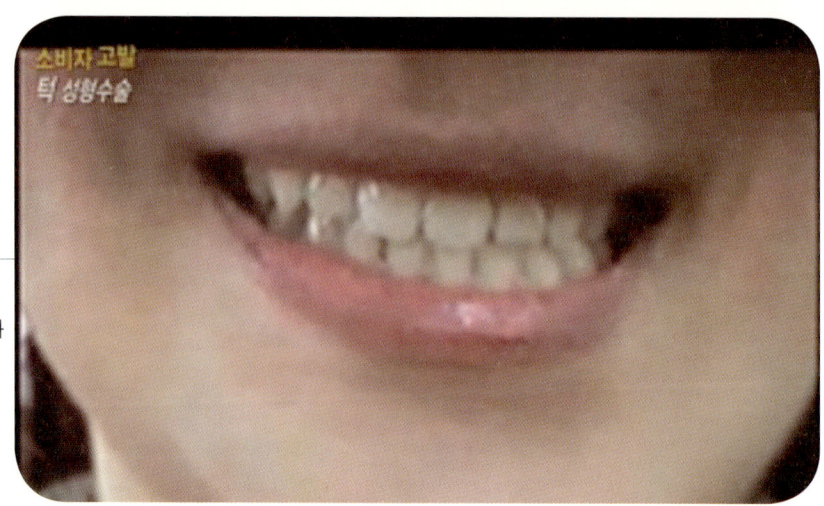

양악수술 실패 관련 신문기사 | 2

CHAPTER THREE

목숨과 바꾼 양악수술… "턱 돌아가고 눈물 안 멈춰" 여대생 자살

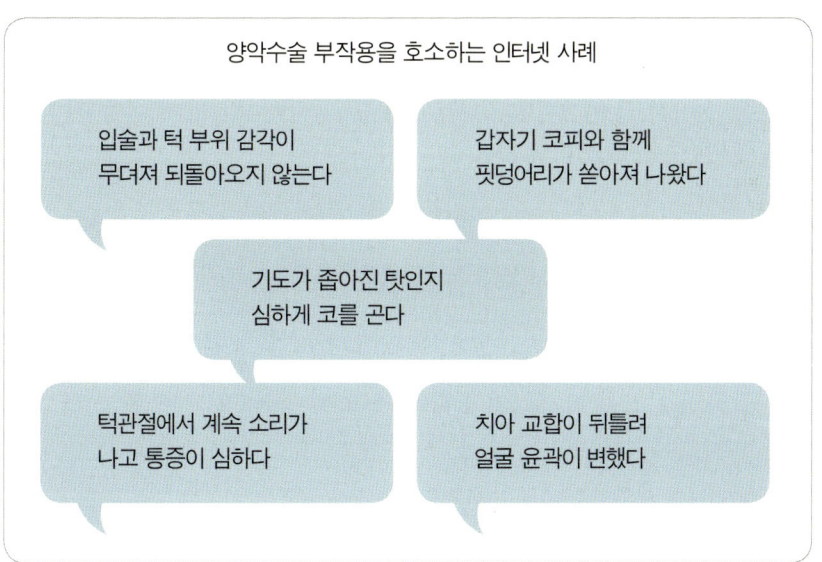

지난해 봄 유명 성형외과를 찾아 상경해 수술대에 누울 때만 해도 23세 A씨는 꿈에 부풀어 있었다. 어디를 가든 스스로를 움츠러들게 했던 지긋지긋한 안면 장애를 이젠 떨칠 수 있을 것 같았다.

하지만 소망은 이뤄지지 않았다. 수술 후 위턱과 아래턱은 더 어긋났고

눈물샘에 이상이 생겨 하루 종일 눈물이 멈추지 않았다. 안면 장애에 좌절감까지 겹치면서 우울증이 찾아왔다. 수술 후 1년 반 만인 25일, 그는 집에서 넥타이로 목을 매 숨진 채 발견됐다. 대학 4학년의 꽃다운 청춘이 실패한 성형수술의 후유증으로 꺾인 것이다. 유서에는 "수술 후 턱이 돌아가고 눈물샘이 막혀 눈물이 계속 흐르는 후유증과 부작용으로 너무 힘들었다. 가족들에게 미안하다"는 등의 글이 남겨 있었다.

양악수술의 부작용은 A 씨만의 얘기가 아니다. 배우 신은경 씨는 얼마 전 한 방송 프로그램에 출연해 양악수술 후 회복 과정에서 겪었던 고통을 털어놨다. 얼굴 윤곽을 갸름한 'V라인'으로 만들기 위해 수술을 받은 신 씨는 한동안 말을 제대로 하지 못해 의사소통에 어려움을 겪었다고 했다. 그는 "물 말고는 어떤 음식물도 섭취하지 못했으며 며칠간은 숨쉬기도 힘들었다"고 털어놨다.

이런 위험에도 양악수술은 대한민국 전역에서 유행하고 있다. 대학 입학을 앞둔 여고생, 취업준비생, 연예인 지망생 등 '주먹만 한' 얼굴을 갖고 싶어 하는 여성들 사이에서 이 수술이 '필수 성형 아이템' 중 하나로 이미 자리 잡았다. 여기엔 방송과 인터넷 매체의 요란한 홍보성 프로그램들이 경쟁적으로 양악수술의 성공 사례를 떠벌리며 부추긴 것도 한몫을 했다.

양악수술은 본래 위턱과 아래턱이 잘 맞물려 있지 않아 음식을 제대로 씹지 못하거나 얼굴 뼈 기형이 심한 경우 치료 목적으로 시술됐다. 요즘엔 심한 '주걱턱'이나 좌우대칭이 맞지 않는 얼굴을 보기 좋게 정돈할 수 있어 미용 효과를 위해 수술을 선택하는 경우도 많다. 하지만 양악수술은 부작용을 호소하는 목소리가 높아 수술의 위험성을 충분히 고려해야 한다는 지적이 나온다.

한국소비자원에 따르면 2010년부터 올해 6월까지 접수한 양악수술 부작용 건수는 121건에 이른다. 통증 및 감각 이상, 얼굴 비대칭, 치아 교합 이상 등 다양한 증상을 호소했다.

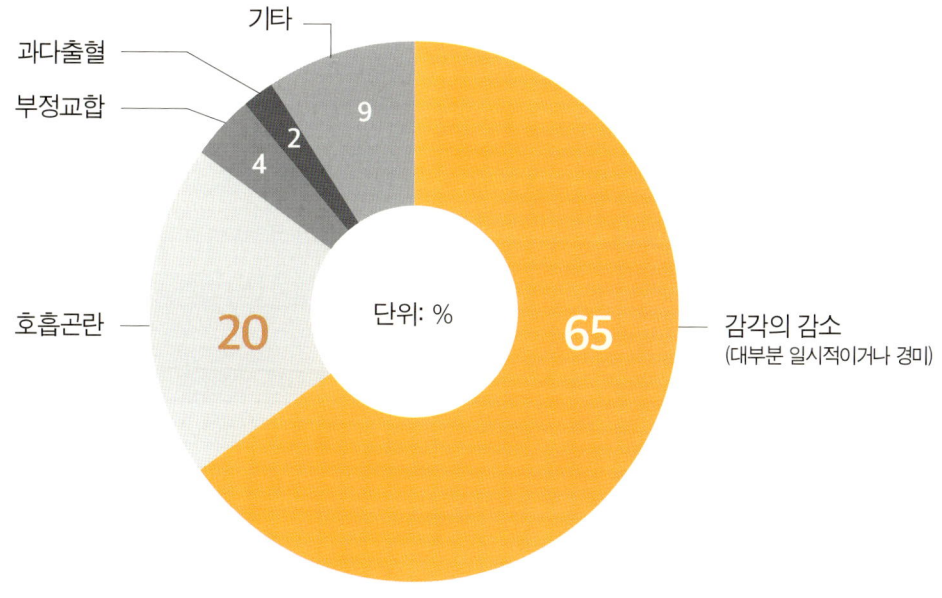

양악수술의 부작용(수술받은 환자 301명 대상)

　인터넷 게시판에서도 수술 부작용을 호소하는 글을 쉽게 찾아볼 수 있다. 자신을 '턱 때문에 자살하기 일보직전인 20대 여성'이라고 소개한 한 누리꾼은 "수술 후 매일 치아 교합이 오른쪽으로 뒤틀리면서 오히려 얼굴 윤곽이 변하고 있다"며 "밥 먹을 때도 턱관절에서 소리가 나고 통증이 심하다"며 울분을 토했다.

　한 직장인은 "수술 뒤 새벽 4시에 갑자기 코피가 터져 10분 이상 멈추지 않고 코에서 큰 핏덩어리가 쏟아져 나왔다"며 "의사는 코피와 양악수술은 관계가 없다고 했지만 너무 무섭다"며 불안해했다. 턱을 무리하게 집어넣다 보니 콧대 등 다른 얼굴 부위가 변형되거나 입술과 턱 주변 감각이 무뎌지는 증상도 많았다.

　서울 강남의 한 성형외과 전문의는 "단순히 외모가 마음에 들지 않는다는 이유로 수술을 고려하는 건 바람직하지 않고, 말하거나 음식 씹는 데 장애가 있어 꼭 필요한 경우에만 해야 한다"며 수술 결과를 정밀하게 따져

보지 않으면 합병증과 부작용을 겪을 수 있다"고 조언했다.

뼈가 계속 자라는 성장기에 수술을 받으면 부작용이 생길 확률이 더 높아진다. 미성년자들은 특히 주의해야 한다. 얼굴뼈는 키가 다 큰 후에도 20대 중반까지 성장하기 때문에 20대 중반 이전에 양악수술을 받으면 위험하다는 게 전문가들의 공통된 지적이지만 방학 때마다 일부 의료기관에서는 '학생 할인'을 내세우고 있어 규제가 필요하다는 지적도 나온다.

고현국 기자 mck@donga.com

사례 1: 양악수술 실패, 자살 생각까지 들어요. 정말 도와주세요

양악수술 부작용 및 실패 피해 사례

작년 9월 큰 결심을 하고 양악수술을 했습니다. 위험하다는 걸 알면서도 어쩔수가 없었습니다. 그때도 진짜 고민을 많이 했습니다.

성형외과 vs 치과,

성형외과를 별로 안좋아하는 이유는 안 고쳐도 된다는 말은 죽어도 안 합니다. 오히려 여기 하고 저기하고 여기도 이렇게 하면 될 것 같다며 다른 수술까지 권유해서, 속 보이는 모습이었습니다.

양악은 원래 치과에서 한다는 것으로 당연히 알고 있었습니다. 그래도 이왕 할 거 여기 저기 다니면서 상담도 받았습니다. 그러다 강남 모 성형외과 실장말에 홀라당 넘어가버렸습니다. 너무 그 실장님이 믿음직해서 맡겨보기로 했습니다. 그러나 그 믿음은 수술 후 깨져버렸습니다.

제 얼굴이 원래 좀 주걱이고 부정교합도 엄청 심했습니다.

학창시절에는 왕따였습니다. 여자로써 듣지 말아야 할 말도 많이 듣고 상처도 너무 많이 받았습니다. 왕따… 중학교 졸업 후 고등학교에 가면 그래도 나아지겠지 그렇게 생각하고 새 친구도 사귀어보려 했지만… 저는 또 상처를 받았습니다. 외모만 보고 손가락질하는 친구들도 너무 싫고 사람이 너무 싫어지고 무서워졌습니다. 그러고 보니 대학도 다니게 되었습니다.

제 나이 23세, 진정한 친구가 지금까지 단 한명도 없었습니다.

이런저런 상처에 양악이라도 해보자는 생각에 부모님을 설득하여 하게 됐습니다.

그런데 지금 제 얼굴은… 선풍기 아줌마 같습니다. 붓기가 5개월이 지났는데도… 빠지지가 않습니다. 아랫턱엔 감각도 없습니다. 완진히 다 다물어지지도 않습니다. 입 안 다물어지는 것도 괜찮고, 감각? 괜찮습니다. 남들은 모르니까요 그런데 붓기… 붓기는 어떻게 할 수가 없습니다. 밖에 나가면 사람들이 저만 보는 것같습니다. 속닥거리고. 죽어버리고 싶습니다. 술 먹고 옥상에서 뛰어내려버릴 생각도 했습니다.

부모님이 너무 화가 나서 병원에 다시 가서 따지니 재수술을 해준다고 했지만 그런데 이젠 믿고 맡길 수가 없어서 환불해달라고 했지만 안된다고 합니다 재수술은 해줄 의향이 있다고 했습니다. 그러고 나서 치과에 가서 양악 재수술이 가능하냐며 다시 상담을 받았습니다. 제 얼굴을 보며 많이 안타까워하셨습니다.

저 다시 얼굴 믿고 맡겨도 될까요? 아니면 죽는 방법 밖에 없을까요.

이 얼굴로는 도저히 못 살 것 같습니다. 양악은 마취과 전문의, 수술후 집중치료실, 구강외과 세 개 과가 있는 곳에서 꼭 해야한다는데… 연예인들도 치과에서 거의 양악하던데. 저의 재수술… 이 곳에 맡겨도 될까요. 진짜 살고 싶습니다.

부모님만 보면… 눈물이 납니다.

사례 2: 양악수술과 관련한 진실

양악수술을 생각하고 계신 분들께 몇가지 조언을 해드려야 할 것 같아서 이런 글을 씁니다. 저 역시 양악수술을 하고 나서 여러가지로 후회하는 사람 중의 한 사람이라는 사실을 말씀드립니다.

정말 심한 주걱턱이나 교정으로 절대 치료가 불가능한 부정교합이 아닌 이상 양악수술을 절대 하지 마십시오. 양악수술 정말 함부로 하는 게 아니더군요. 그리고 말씀드린 것처럼 꼭 해야한다면 종합병원 구강외과에 가서 하시길 바랍니다.

성형외과에 가면 상담실장이나 부장이란 사람들이 있는데 이 사람들

하는 말은 100이면 90은 믿으시면 안됩니다. 말은 참 요리조리 잘합니다. 그 사람들은 대부분 직접 상담했던 환자들이 수술 하고 나면 일정금액의 사례비를 받기 때문에 그렇게 열심히 설명하는 것이라 들었습니다. 그래서 말도 그만큼 잘해야하는 거고 상담 받으러 온 사람들에게 할 필요도 없는 수술까지 하라고 권유하는 것도 이런 이유 때문이라고 합니다. 저같은 경우 정상교합이었고 주걱턱도 아니었는데 실장말에 혹해 수술받고 고생하고 있습니다.

   일단 첫째로 정상교합인데 심적으로 아래턱이 길거나 커보여서 양악수술을 생각하시는 분들은 하지 마십시요.
   주걱턱은 아닌데 턱 뼈가 커서 턱쪽을 일단 하고라도 봐야한다면 양악수술보다는 간단히 턱쪽을 살짝 치는 수술정도는 생각해보시길… 그리고 가끔 몇몇 병원들마다 양악수술 중에 양악회전술이라는 수술을 하는데요. 이수술도 피하시기 바랍니다.
   사실 이 수술은 부정교합이나 이러한 근본적인 치료목적으로 시술하는 수술이 아닙니다. 정상교합에 주걱턱도 아닌 사람들, 이러한 사람들을 조금이라도 작아보이게 하기 위해 상악턱뼈 뒤쪽을 대각선으로 올려놓고 그 상태에서 앞쪽이 기울면 하악뼈를 마찬가지로 회전시켜서 집어넣는 겁니다. 결코 큰 만족감을 얻을수 있는 수술이 아니며 오히려 이 수술은 예후를 짐작할수 없기 때문에 많은 부작용을 야기 할 수 있습니다.
   수술 전과 다르게 발음하기가 어렵고 악궁이 뒤로 작아져서 삼키고 뱉는 것이 불편해질 수 있습니다. 적응하는 것도 할 수 있는 사람이 있는 반면 못하는 사람도 있기 마련입니다.
   양악회전술은 말씀 드린 대로 예후가 불확실하기 때문에(구강외과의사로부터 직접들은 얘기입니다) 웬만해선 추천하는 수술이 아닙니다. 입을 벌렸을때 전처럼 근육은 벌어져도 치아가 따라가지질 못해 실제로 입술과 입술이 벌어지는 양은 동일하나 이빨과 이빨 사이의 간격은 작아져 전처럼 쌈 같은걸 싸먹기가 불편할 수도 있습니다. 그리고 신경문제 때문에도 많이들 고민 하고 계십니다. 양악수술은 정말 정상외모에 가까운 분이 하면 할수록 후회하는 수술입니다. 후회하고 있는데 거기에 신경 감각이 돌아오질 않아 우울증이라는 또다른 병까지 생길 수 있는 것, 바로 저같은 케이스 입니다.

양악수술은 멀쩡한 윗턱뼈와 아랫턱뼈를 강제로 분질러서… 절골 한다는 것도 단어만 바꾼 말일 뿐이지요… 후방 뒷쪽으로 가져다 붙이는 수술입니다.

정말 필요하신분이 아니면 하지 마십시오… 수술 후 부작용은 지금 말씀드린 것들보다 제가 아는 선에서는 훨씬 더 많습니다.

사례 3: 양악 수술후 혀 운동신경 손상으로 발음 장애, 염증 발생

지난번에 녹는 실밥이 아프다고 글을 올렸었는데 알고 보니 그게 녹는 실밥이 아니라 일반 실밥이었습니다.

그런데 문제는 일반 실밥은 수술 후 14일 전후로 뽑는 게 일반인데 레지던트 1년차가 상악 실밥만 뽑고 친절하게 하악실밥은 남겨두었습니다… 그러고나서 6개월 뒤에 오라고 했습니다 저는 그당시 아 출혈때문에 그냥 두었겠다 라고 이해하고 지금까지 있었는데 문제는 오늘 교정하러가면서 교정과 선생님이 보고 "어 이거 왜 안빼지 -- 안빼면 안되는데" 하면서 실밥을 빼고 오라고 하더라구요.

참나 수술후 6주가 넘었는데 그동안 뽑으러 오라고 전화도 없고… 이게 일반 실밥이었다니 어쩐지 실밥에서 똥냄새가… 덕분에 뽑을때 생살을 도려내는 아픔을 겪었습니다.

그런데 문제는 이 악안면외과 주치의 행동이 너무 태연했습니다.

뽑은 다음에 "그냥 집에 가시면 됩니다."

한마디 사과도 없고 역시나 대학병원 답더라구요. 그리고 저같은 불운아는 또 없을 것입니다..

양악수술과 주걱턱 수술 시술후 혀가 한쪽으로 휘는 현상이 발생해서 오늘 물어보았는데 치과에서는 그냥 기다려보자고 말해서 또 답답한 마음에 이비인후과를 갔더니 설하신경(혀신경)이 늘어난(압박) 때문일 수가 있다면서… 일단 신경은 대부분 자연적으로 돌아오지만 좀더 기다려보자고 합니다.

2달이 다되어가는데 아직도 발음이 힘듭니다. 장애죠 애기발음…

만약 신경이 안돌아올 경우 재활적 치료를 한다고 한다는데 아 정말 답답합니다. 남들은 턱 감각이 안돌아와서 그런다는데 저는 그런 건 이미 80프로 복구됐는데 혀 신경손상이라니… 턱수술 후에 혀신경 손상도 올 수 있나요?

카페 검색해도 혀신경 손상은 생소하고 제가 유일한 첫 케이스인 것 같아 참 답답하고 불안합니다. 아직 20대이고 앞으로 살날도 많은데 신경이 복구가 안되면 평생 언어장애로 살아야 되는 건지…

수술 받으실 분들 단순히 미용목적이면 좀 더 고려해보세요. 전 미용목적보다 솔직히 부정교합에다 비대칭에다 주걱턱이 있었습니다. 그래도 사회생활에는 지장이 없었습니다.

그런데 집에서 워낙 하라고 해서 했는데 이렇게 후회가 되네요.

신경손상이라니.ㅜㅜ

얼른 복구가 됐으면 좋겠습니다.

사례 4: 개그맨 백재현의 양악수술후의 심경 고백

백재현이 양악수술 후 죽고 싶을 정도로 괴로웠다고 양악수술후의 심경을 고백했다.

백재현은 6월8일 방송된 KBS 2TV '여유만만'에서 6년밖에 못산다는 시한부 선고를 받고 살을 빼면서 양악수술까지 했다고 밝혔다.

백재현은 "살을 빼면서 얼굴도 바꾸고 싶어서 양악수술을 했고 눈과 코까지 고쳤다"고 말했다. 이어 백재현은 "양악수술은 처음에 굉장히 고민했었다. 양악수술 했던 연예인들에게 물어보기도 했는데 결국 양악수술을 결정하게 됐다"고 말했다.

백재현은 수술한 후에 수도 없이 수술한 것을 후회했다고 했다. 백재현은 "수술 하는 동안 끝없이 입 안에 철심을 박았다. 정말 괴롭더라"고 말했다.

수술 후 병실에 누워 있을 때도 괴로움에 죽고 싶을 정도였다며 백재현은 "죽고 싶었다. 작은 창문 밖으로 뛰어내리고 싶은 심정이었다"며 "밥도 못먹어서 주사 바늘로 사골국물을 입안으로 넣었다"고 말했다.

백재현은 "양악수술은 회복기간이 오래 걸린다"며 "아직도 이를 교정하고 있어 말하기도 먹기도 힘들다"고 고충을 토로했다.

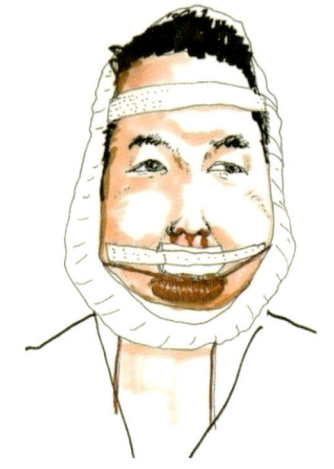

또다른 개그맨 L씨가 양악수술 후
힘들었던 자신의 모습을 표현한 그림
개그맨 L씨가 양악수술 후 힘들었던 자신의
모습을 표현한 그림을 인터넷에 올렸다.

사례 5: 침도 잘 못 삼키고 턱 감각도 없습니다.

(최형우, 27세, 남, 직장인)

저는 서울에 살고 있는 27세 직장인입니다. 제가 양악수술을 받았는데 저는 주걱턱은 아니었고 치아 배열도 정상이었는데 다만 턱이 조금 나와 보였습니다.

이게 콤플렉스여서 어떻게 해보려고 얼마 전에 성형외과를 갔습니다. 성형외과에서 양악수술을 권하셔서 양악수술까지 해야 될 정도인가? 라고 생각했지만 그래도 이왕 하는 거 제대로 고쳐보자는 생각에 수술을 받았습니다. 일반양악처럼 하면 얼굴 버리고 웃을 때 잇몸이 안 보인다고 해서 정확한 치수는 모르겠지만 대충 상악에서 뒤로 대각선으로 왼쪽 2.8mm 오른쪽 4.7mm정도 그리고 하악에선 왼쪽 6mm 오른쪽 7mm 정도를 집어넣으신다고 하셨습니다. 저는 의사선생님이 알아서 잘 하시겠지 하고 크게 신경쓰지 않았습니다.

그런데 수술 후 제가 가래를 뱉으려고 캬아악하면 혀 때문에 그런지 가래가 잘 올라오지 않습니다. 또 침을 삼킬때마다 혀 앞이 자꾸 앞니로 밀리게 되는데요, 원래부터 이랬는지 모르겠지만 제가 혀가 좀 긴 편이라 생각하는데 혀를 입천장에 대고 삼키려 하는데 이게 잘 안됩니다. 사소한 것이지만 상당히 불편하게 지내고 있습니다. 그리고 수술 후 잇몸에 아직 감각이 없습니다. 턱 쪽에도 계속 감각이 없고 아린 듯 찌릿찌릿 거리구요. 수술 후 현재 1주일이 넘었는데 제게 문제점이 있는 건지 수술이 잘못된 건지 잘 모르겠습니다.

처음에는 부종때문에 그럴 거란 생각도 들었지만 지금은 웬만큼 부종도 가라앉아 괜찮아진 것 같고 양쪽 사랑니 뒷쪽에 절개 들어간 부분이 부은 기분이 들긴 하는데 아직 잘 모르겠습니다.

제가 생각하는 대로라면 하악이 뒤로 밀려서 혀가 그만큼 뒤로 치우쳐져서 기도 쪽을 막다보니 가래를 뱉으려고 캬악하고 침을 기도에서 모으면 올라오는 도중에 하악에서 올라온 mm수치 때문에 혀에 맞닿아서 뱉기가 어려운 것 같은데 고민입니다.

오바이트 하는 것처럼 헛구역질을 한 적이 있는데 제 기분 탓인지 아니면 제 생각이 맞아선지 토를 하려해도 제대로 나오지도 않습니다.

수술 받은 곳에선 물어봐도 계속 괜찮다는 말만하고 저보고 쓸데없이 예민하다면서 피하기만 합니다.

사례 6: 양악수술 후 고릴라같은 모습

(김정우, 32살, 남, 직장인)

저는 8개월전 양악수술 후 라미네이트를 12개 했습니다.

상담실장이 자꾸 설명해주면서 좋다고 말하길래 거의 속다시피 해서 했는데 부작용이 심하네요. 미적으로도 보기 안좋아졌습니다.

잘 알아보지도 않고 지인의 말만 듣고 수술을 한 제 불찰이긴 합니다. 그래서 한없이 나락으로 빠져 들어버렸습니다. 정말 죽고 싶은 심정입니다. 한순간에 이렇게 될 줄은 정말 몰랐습니다.

현재 상태는 비염이 생기고, 코가 퍼지고, 인중이 늘어나고 왼쪽 어금니로 씹지를 못합니다.

팔자주름도 짙어졌는데 얼굴 주름이 너무 이상하게 잡혀버립니다. 예전주름하고 겹치는지 얼굴근육이랑 주름이 겹치는지 코밑 수염나는 부분도 주름이 생기고 부자연스럽습니다.

부작용이 지금 한두개가 아닙니다. 이대로는 안되겠다 싶어서 병원에 물어봤지만 비염은 병원쪽에서도 모르겠다고 하고 인중은 원래 안되는 수술이라고 하며 병원 측은 제가 말하는 부작용들을 인정할 수 없다며 수술은 성공적이었다는 답변만 듣고 왔습니다. 정말 어이가 없었습니다.

저도 도저히 이 얼굴로는 안될 것 같아서 일단 비염 치료 겸 코 퍼진거를 먼저 해결하려고 코수술을 했습니다. 그런데 코 수술을 하고나니 안 그래도 고릴라가 되어버린 인중이 더 길어져 버렸습니다.

지금 상황이 어떻게 돈 들이고 성형하고 양악하고 하면 할수록 괴물이 되어가고 있는 느낌입니다. 예전엔 길지 않았던 인중이 상악이 줄어들고 이빨과 같이 안으로 넣으면서 인중피부가 쳐져서 더 길어진 거라고 하는데 지금도 거울을 보면 속상하고 눈물이 나려고 하고 우울증 걸리는 것 같고 사람만나기도 싫습니다. 양악수술 하시는 분들 병원 잘 알아보시고 신중히 생각하고 하시는게 좋습니다.

사례 7: 양악수술 부작용 세차례 재수술, 뼈가 자꾸 사라져

(김소영, 29세, 여, 회사원)

3년 전에 양악수술을 했습니다. 나름대로 많은 생각을 하고 수술을 결심했습니다. 그러나 수술 후 부작용으로 뼈가 고정이 안되서 3차례 수술을 받았지만 아직도 고생하고 먹지 못하고 힘든 나날을 보내고 있습니다. 지켜보는 가족들도 힘들어하고 무엇보다 제 자신이 너무 화나고 힘이 듭니다. 또 다시 이런 사례가 발생하면 안 될 것 같아 글을 올립니다.

전 현재도 뼈가 앞면에 부스러지고 없어 재수술 할 때마다 뼈가 사라지고 있습니다. 뼈 이식, 줄기세포치료 등등 안 해본게 없을 정도입니다. 그러나 전혀 효과를 보지 못했습니다. 여러분 저 같은 피해자가 많을 것이라 느껴져서 또 다른 피해자가 없길 바랍니다.

저는 현재 다시 수술 날짜를 기다리며 시한부 인생을 살고 있습니다.

지금 소송도 생각중입니다. 좋은 정보도 부탁합니다.

어디서부터 잘못되었는지 이젠 앞이 보이질 않습니다. 수술을 하시려는 모든 분들 다시 한번 생각하고 하시길 바랍니다.

사례 8: 양악수술후 말로만 듣던 얼굴비대칭

(박병호, 30세, 남)

양악수술을 2009년 8월에 하여 2011년 현재까지 교정을 한지 16개월 정도 되었습니다. 처음에 수술이후 위아래 턱이 안맞았지만 교정으로 고쳐나가야 할 문제라고 생각하고 참고 기다렸습니다.

아래턱이 왼쪽과 오른쪽이 평행하지 않고 기울어져서 높낮이가 안맞는 게 불만이었습니다. 교정으로 고쳐지겠지 하고 생각하고 참고 기다렸는데, 치과에서 이제 마무리 교정이라며 한번만 더 오면 끝이라고 이야기를 하는 것입니다.

위아래 치아는 맞물려서 음식물 먹는 데는 문제가 없습니다. 다만 겉으로 봤을 때 턱이 비대칭으로 보이는 겁니다. 양악수술 하기 전에는 이러지 않았습니다. 말로만 듣던 얼굴비대칭이 되어버렸습니다. 처음엔 양악 수술의 부작용중 한가지라는 생각이 들었습니다.

치과에서는 제가 아래턱에 대해 물어보면 그건 중요한 것이 아니라며 신경 쓰지 말라며 답변을 회피 하는 겁니다. 괜찮다며 한번만 더 오면 되겠다고 말하는데 도대체 뭐가 괜찮다는 건지 모르겠습니다.

이대로 그냥 마무리 교정하고 끝내버리려고 하는 것 같았습니다. 치과에서는 교정을 밥만 먹을 정도로 치아가 맞물리는 거 그거만 맞추고 높낮이는 신경안쓰는 것 같고 전문의가 괜찮다고 하면 괜찮은거라고만 합니다. 정작 제일 중요한 저는 괜찮지 않은데 말이죠. 이때까지 한 달에 한번씩 월비도 내고 꼬박꼬박 돈 내고 열심히 진료 받고 다녔는데 이게 무슨 날벼락 같은 소리인지 모르겠습니다. 뭐가 교정이 된건지 전 도대체가 너무 억울합니다. 아래턱만 재수술을 해야되는 것인지 물어보니 "그거 조금 차이난다고 다시 재수술 하시려구요?" 이렇게 너털웃음을 지으며 쉽게 말하는 겁니다. 전 정말 심각한데 이렇게 아무렇지 않게 말하시는걸 보니 어이가 없었습니다. 모두 치과 잘 선택하시길 바랍니다.

사례 9: 상 하악 비대칭, 풍맞은 사람 얼굴

(이민아, 26세, 여)

제가 5월달에 압구정에서 양악수술을 받았습니다. 주걱턱에 입이 약간 합죽이였는데 양악수술을 하라고 해서 돌이킬 수 없는 실수를 했습니다.

수술비 1,500에 치과교정비 400정도 해서 2,000만원 가까이 현금 주고 작년 5월에 수술을 했는데 코 와 입이 왼 쪽으로 돌아갔습니다.

의사가 하는 말이 제가 예전 귀족수술로 보형물 넣은 것이 뼈를 녹여서 돌아갔다고 합니다. 다시 재수술 해준다고 해서 10월달에 한 번도 힘든 양악 재수술을 받았습니다.

처음엔 붓기 때문에 몰랐는데 상악은 왼쪽으로 처음 수술할 때랑 같고 하악은 비대칭에 약간 오른 쪽으로 가서 풍 맞은 사람처럼 보입니다.

치아는 당연히 몇 달째 교정해도 밥알 하나 못 씹고 있어요. 왼쪽 턱은 입을 크게 벌리면 통증이 옵니다. 코는 휘어서 한쪽은 거의 막혀있는 상태구요. 지금은 대학병원에서 재수술 가능하면 재수술 받을 예정입니다.

그 동안 일 년 가까이 일도 못 나가고 육체적으로 정신적으로 너무 힘든건 그렇다 쳐도 수술비는 받을 수 있을지 모르겠습니다.

제가 뼈 상태가 안좋아서 그런 거라면 못 받을 수도 있을 것 같고 병원에서는 할 만큼했다 이런 식으로 나올 것 같아서 받을 수 있는지 없는지 확실히 알았으면 좋겠습니다.

제발 저같은 분들 없으시길 바랍니다.

사례 10: 양악수술후 원숭이같은 얼굴, 매일 눈물로 지새워

(홍수연, 28세, 여)

저는 압구정 성형외과에서 선수술, 후교정하기로 하고 양악수술을 하고 지금은 수술 두달째입니다. 혐오스러운 제 얼굴 때문에 정말 죽고 싶은 심정입니다. 수술 직후에도 다른 분들하고 다르게 전 너무 심하게 돌출됐다 싶을 정도로 입이 튀어 나왔었는데 뭔가 잘못된 것 같아 불안해서 입원해 있는 동안 정말 잠 한숨 제대로 못 잤습니다.

병원에서는 붓기라고 해서 붓기 때문에 그런 줄 알았는데 붓기가 빠질수록 얼굴이 이상해집니다. 콧구멍에 손가락이 안 들어갈 정도로 상악이 너무 압박하고 붓기가 빠지니까 눈 밑에 사선주름 팔자주름까지 생기고 볼처짐까지 와서 늙어 보이고 아래주걱턱도 수술 전보다 더 앞으로 나온 것 같습니다. 입도 더 튀어나오고 코는 들창코처럼 들려서 짧아지고 눈도 이상해지고 모든 게 변해버렸습니다.

지금 정신적으로 너무 고통받고 있습니다. 눈하고 코하고 사이가 짧아지면서 하관이 엄청 길어 보이면서 얼굴은 커지고 입이 원숭이 마냥 튀어나와 도저히 외출도 할 수 없을 정도이고 옆모습도 창피해서 남들 앞에 얼굴을 들 수 없을 정도입니다. 키도 전보다 작아 보이고 눈도 작아 보이고 얼굴도 삐뚤어지고 보는 사람마다 얼굴이 이상해졌다고 하니까 대인기피증까지 생기고 스트레스에 잠도 제대로 못자 정말 죽을 지경입니다.

하나 얻으려다 모든 걸 잃어버린 것 같습니다. 전에는 긴 얼굴에 약간 돌출입이였었는데 지금은 더 길어 보이고 입은 더 돌출됐습니다. 수술한 코를 위로 너무 들어놔서 수술자국까지 선명히 보이고 턱도 주걱턱을 전방으로 빼놔서 가만히 있어도 턱을 앞으로 내밀고 있는 모습입니다. 정말 이해가 안갑니다. 얼굴을 왜 이렇게 만들어놨는지 상담조차 제대로 받을 수 없고, 외관상문제점과 말 못할 후유증들 때문에 너무 힘듭니다.

기능적으로도 문제가 생긴 것 같은데 원장은 제대로 상담조차 안받아 줍니다. 지금은 치료기간인데 이상한 부분에 대해 친절히 설명은 못해줄망정 화를 내면서 모른다고 만하니 질문조차 할 수가 없습니다. 너무 억울합니다.

비싸고 사람 많은 병원이면 수술도 잘해주고 수술후 관리도 잘해주겠지 생각했던 저의 바보 같았던 무지함에 화가 납니다. 저런 의사한테 아무런 항의조차 할 수 없는 저의 무능력함에 저 스스로를 자학하면서 자해를 하게 됩니다.

정말 신중히 알아보고 했어야 했는데 이제와서 후회해도 얼굴은 돌아오지 않을테고 전 정말 모든게 끝난 것 같습니다.

적지 않은 수술비와 힘든 수술을 견딘 건 그래도 희망이 있어서였는데 지금은 예전 모습을 그리워하며 제 자신을 원망하면서 하루하루를 눈물로 보내고 있습니다.

사례 11: 심한 볼처짐과 이중턱으로 하루하루 마음고생

(이선정, 25세, 여)

2년 전 양악수술을 받고 부작용으로 심한 볼처짐과 이중턱 때문에 하루하루 마음 고생을 하며 살고 있습니다.

전 어렸을 때부터 주걱턱이었습니다. 하루를 살아도 정상적인 턱을 갖고 싶었고 그래서 어렵게 선택한 양악수술이었습니다.

이 수술만 끝나면 정말 이쁘진 않아도 턱 때문에 스트레스 받고 살 일은 없겠다 싶어서 너무 행복했습니다. 그런데 그 행복은 며칠가지 않아 심한 볼처짐과 이중턱 때문에 제 별명은 제 입으로 말하기도 슬픕니다.

그래서 다시 리프팅과 사라진 턱 라인을 살리기 위해 아큐스컬프나 미니지방흡입술을 해야할것 같은데 비싼 양악수술을 하느라 금전적으로도 타격이 심하고 어떤 수술을 어찌해야할지도 모르겠습니다. 하루하루 살아도 사는 게 아닙니다.

예전엔 턱만 살짝 나왔었는데 이제 볼이 터지고 페리칸처럼 턱이 두개라 그게 더 콤플렉스가 되었습니다. 차라리 그냥 살 걸 후회막심입니다.

사례 12: 수술부작용으로 심각한 부정교합

(유하영, 30세, 여, 직장인)

저는 작년 말에 수술했는데 사실 미용목적으로 했습니다.

얼굴이 길어 콤플렉스였는데 그걸 해결하고 싶어서였습니다.

제가 남들 앞에서 말하는 일이 직업인 사람이라 사실 한 달 정도 쉬려다가 수술전날까지만 일을 하고 2달 조금 더 쉬고 3월에 복귀를 하려고 준비 중이었습니다. 그런데 수술시 병원 측의 미흡함으로 인해 굉장히 정상교합이었는데 수술 후 교정조차 필요 없었던 저는 오히려 심각한 부정교합이 되었습니다.

교정으로는 해결이 안되는 범위이고 만약에 교정으로 씹을 수 있게 하려면 윗치아 여러개를 발치하고 옹니로 만들고 아래치아는 바깥쪽으로 뻗치게 만들어 닿게 하는 방법뿐이라고 합니다. 이렇게 해도 어금니는 잘 안 맞을 것 같고 이 또한 1년 넘게 걸린다고 합니다

전 이제 어찌해야 될지 모르겠습니다. 말하는 직업이라 또 수술을 하게 되면 저는 한참 일을 못하고 지장이 많고 이미 한번 어려운 수술을 겪어본 터라 심리적으로 정신적으로 고통이 너무 클 거 같은데 안 할 수도 없습니다. 계속 죽만 먹으며 살 순 없잖아요 . 밑 턱이 너무 들어가서. 한눈에도 치아가 보일 땐 교합이 안 맞는 것이 눈에 보입니다.

어떻게 미용목적으로 한 수술로 멀쩡한 교합을 가진 사람에게 이럴 수 있는지 속이 너무 답답합니다.

사례 13: 입술 신경 짤리고 턱관절 장애

(김금자, 23세, 여)

저는 돌출입이였는데 이렇다 할 정보도 없이 양악 수술을 받고 너무나 고통스러운 나날을 보내고 있습니다.

돌출입 수술이 따로 있다는 사실만 알았다면 이렇게 고통을 받지 않았을 텐데 돌출입 수술을 받지 않은 것이 너무나도 후회 됩니다. 저는 양악수술을 받은지 이제 한달 반 정도 됐습니다.

한 달 동안 많은 생각들을 했었고 많은 시간 희비가 교차하면서 여러 가지 깨달은 것도 많습니다. 저는 솔직히 재수술을 생각 중에 있습니다. 물론 이 생각을 하기까지 쉬운 결정도 아니었습니다. 기다리라는 말은 수 십번 수 백번 들었습니다만 저는 이미 마음을 먹고 생각도 많이 한 상태이고 어차피 나중에 가서도 할거면 교정비 2배에 시간 낭비할거 없이 빨리 처리하고 싶습니다.

저는 원래 주걱턱은 아니었습니다. 두상 자체가 큰 편이었고 입이 튀어나왔었습니다. 돌출 입이었죠. 그래서 한 병원을 찾았더니 양악수술을 권유해서 양악수술을 받았습니다만 수술 후 한 달이 지났는데도 입이 잘 안 벌어지고 코모양도 이상하게 변했습니다, 턱은 무턱처럼 보이고(수술 전에는 무턱이 아니었습니다.) 정말 돈 들여서 수술 했는데 수술 전보다 못생겨지고 이상해졌습니다. 더 중요한 것은 입이 들어가지 않았다는 사실입니다.

수술 전 사진과 비교를 해봐도 입이 들어가지 않고 무턱 수술을 해서 입이 들어가 보이게 만들었습니다. 그리고 아래 입술 한쪽이 감각이 없습니다. 다른 병원에 가서 상담을 받아보니 신경이 짤렸다고 합니다.

턱관절도 너무 아파 입을 벌릴 수가 없습니다. 수술한지 한 달 반이 다 됐는데 아직 죽으로 버티며 살고 있습니다.

정말 울기도 많이 했고 여러 가지 힘든 점이 많습니다.

병원에 계속 얘기했지만 조금만 더 기다려보라는 말만 합니다.

돈을 떠나서 예전으로 돌아갈 수만 있다면 돈이고 뭐고 신경 안 쓸 정도입니다. 수술후에 겪어야 하는 고통은 이루 말할 수 없습니다. 숨쉬기도 어렵고, 통증도 너무 심하고, 입도 벌리지 못하고 평생을 살면서 그렇게 고통스러울 수 없었습니다.

저는 돌출입이었지만 주걱턱도 아니었는데 병원 말에 혹해서 수술 받고 고생하고 있습니다. 정말 필요하신분이 아니면 하지 마십시오. 수술 후 부작용은 제가 말씀드린 것보다 훨씬 더 많습니다. 참고로 양악수술은 성형수술 중에 가장 큰 수술입니다.

정말 꼭 해야 한다면 백만번, 천만번 생각하시고 하십시오. 그리고 요즘 연예인 내세워서 광고들 하는데 그런 거 절대 믿어서는 안 됩니다. 제가 잘못된 케이스이기 때문에 말씀드릴 수 있습니다.

사례 14: 저만 왜 이런 걸까요? 돌아올까요 제 콧구멍

(박미현, 여, 24세, 학생)

양악 수술 받은지 이주일정도 됐는데요. 큰 고민이 생겼습니다. 우선 코가 짝짝이가 됐어요.

수술후 코모양이 달라질 수 있다는 말을 들어서 어느 정도 변할거라는 건 생각은 했지만 이건 참, 콧구멍까지 심각한 짝짝이입니다.

처음에 너무 심해서 병원에 문의를 했더니 붓기가 빠지면 나아질거라고 했는데 절대 아닙니다. 그리고 인중붓기, 오래 간다는 건 알고 있었지만 전 인중도 짝짝이로 부은데다가 입술도 한쪽만 올라가 있습니다

장애인 분들을 비하하는 건 아니지만 다운증후군에 걸린 사람 같아 보입니다. 저 어떡하죠? 설마 이대로 끝은 아니겠죠? 붓기가 빠져도 코와 입이 이렇게 비대칭인 채로 멈추는 게 아닌가 싶어서 밤에 자다가도 벌떡벌떡 일어나 거울을 봅니다. 저만 왜 이런걸까요? 돌아올까요? 제 콧구멍.

사례 15: 욕심 때문에 한 수술 인중 더 길어져

(오성희, 28세, 여)

저는 사실 양악 욕심으로 한 수술입니다. 좀 더 이뻐지고 좀 더 얼굴 작아지고 싶은 욕심으로 했는데 지금 양악한지 6일 되었는데요.

뭔가 싶네요. 어중간하게 인중 길어져서 진짜 희한하게 생겨지고 광대까지 해서 얼굴폭은 줄었는데 이거 붓기인지 수술이 실패한건지 살이 밑으로 한결 더 내려와서 얼굴은 더 길어 보이고 수술 전보다 얼굴이 작아진 것도 뭔가 했다는 느낌보다는 무슨 장애인 같아요. 무서워요.

이대로 붓기가 멈춰버리는 건 아닌지 수술이 잘못된 건 아닌지, 감각도 없고 아픈만큼 성과가 있으면 좋을텐데 저 어떡하나요.

욕심이 화를 부른 걸까요. 언제쯤 붓기 다 괜찮아질까요.

이게 붓기가 확실한지도 의문스럽네요.

사례 16: 인중 길어지고 합죽이처럼 변해

(윤중석, 22세, 남, 학생)

22살 남자입니다. 긴 얼굴 약간 주걱턱은 있었지만 솔직히 양악수술 할 만큼 심각하지 않았고 잘생겼어요. 어딜 가든 잘생겼다는 소리 듣고 이국적으로 생겼습니다. 자랑이 아니고 남자답고 개성있고 인상이 뚜렷합니다. 그런데 긴 얼굴이 너무 싫어서 수술을 결정했습니다.

모 치과에서 수술했습니다. 지금 8일째입니다. 붓기는 남보다 많이 부었는데 남보다 빨리 빠집니다. 빵빵하지만 턱선 좀 보이구요. 근데 중요한건 남자의 생명은 콧대와 턱선인데 턱선이 실종되었습니다. 사각+턱끝+양악 하면서 턱선이 사라졌습니다.

여자 얼굴형 같고 예전에 뚜렷했던 이미지 다 없어지고 그냥 동네에 흔한 귀여운 얼굴상이 되어버렸습니다.

심한 주걱턱도 아닌데 괜히 했다는 생각이 엄청 듭니다. 먹지도 못하고 있습니다. 그리고 원래 제가 눈이 길고 멋있었는데 부어서 그런건지 눈가 붓기는 다 빠졌는데 눈이 동그랗게 변했습니다. 귀여운 이미지 정말 싫어하는데… 그리고 얼굴 길이 줄이는 것도 한계가 있는지 부어서 그런지 별로 안 줄었고 턱선 만져보며 재봤는데 또 인중도 길어진 것 같고 입도 합죽이처럼 됐습니다. 입도 작아졌구요. 가뜩이나 작아서 짜증났는데 남자가 턱끝이 짧으니까 또 이상하고 어떻게 수술전보다 이상할 수가 있는지 모르겠습니다.

진짜 우울증 걸릴 것 같습니다. 아직 8일밖에 안되서 부어서 완전히 얼굴이 안나와서 그런 건지 생각했는데 그런 것도 아닌 것 같고 의사한태 따져볼라고 해도 이미 깎아버린걸 어떻게 해야 될 지 모르겠습니다.

사례 17: 통증과 점점 틀어지는 얼굴형과 굳어버리고 당기는 근육

(이하진, 29세, 여, 직장인)

지금 턱 때문에 자살하기 일보직전입니다. 이런 상태로는 도저히 살 자신이 없습니다. 제가 턱수술 받은 얘기를 하자면 정말 긴데요.

저는 20대 후반 여자고 턱 수술을 두 번이나 했습니다.

악교정수술이구요. 오른쪽 턱에 소리 나고 통증 있는 악관절도 있었습니다.

첫번째 수술은 2002년 모 대학병원 구강외과에서 하악수술만 했는데 수술이후 계속 아래턱이 오른쪽으로 돌아가 비대칭이 됐습니다. 그리고 크게 불편한건 아니었지만 오른쪽 볼에 근육이 부어있는(감각둔화, 마취한 느낌) 부작용이 생겼고요.

제가 상악에도 약간 비대칭이 있었는데 별로 심하지 않아서 의사선생님이 하악만 해도 된다고 했습니다. 그래서 하악수술만 받았는데 결과는 위 아래턱이 맞지 않아서 하악이 계속 오른쪽으로 틀어지는 현상이 일어나게 됐고 몇 년을 고민하던 끝에 결국 저는 다시 양악수술로 재수술을 받기로 결정했습니다.

2007년 1월 수소문 끝에 실력 있다는 개인병원에서 양악수술을 다시 받았습니다. 수술은 성공적으로 잘됐습니다. 오른쪽에 근육 부어있는 것이 조금 더 넓고 심하게 부어올라서 불편한 거 빼고는 아주 만족했습니다. 그런데 사소한 문제가 하나 생긴 것이 봉합할 때 뭐가 땡겼는지 윗입술이 오른쪽으로 쏠리는 현상이 일어났고 그래서 다시 재봉합 수술을 받게 됐습니다.

이 과정에서 의사가 핀 제거도 함께하자고 해서 다는 하지 못하고 핀 제거를 반만 했습니다.

여기서 큰 문제가 생겼습니다. 좋지 않은 근육상태에 다시 열고 봉합을 해서 그런지 제 근육이 완전히 망가져 버린 겁니다. 윗입술과 오른쪽 뺨 전체가 완전히 딱딱하게 굳은 느낌입니다. 구강내부 전체가 마치 고무장갑으로 돼있는 것처럼 심하게 땡기는 느낌이 듭니다. 그리고 근육의 통증도 있습니다.

너무 고민했지만 그래도 남들 볼 때 티 날 정도는 아니니까 힘들어도 참고 살기로 했습니다. 그런데 작년 7월에 교정기를 뺀 이후부터 치아가 조금씩 오른쪽으로 틀어지는 느낌이 들기 시작했습니다.

매일매일 조금씩 교합이 달라지는 느낌이 들면서 치아를 완전히 오른쪽으로 틀고 있는 느낌이 나는데 정면에서 이~하고 보면 중심선이 예전과 똑같이 딱 맞고 치아도 가지런히 잘 맞는 것처럼 보입니다.

너무 이상해서 치아본도 몇 번 떠봤지만 변하기전 모델과 크게 다른 점이 없었습니다.

하지만 너무나도 명확하게 계속 치아가 돌아가는 느낌이 나고 그리고 돌아가면서 악관절이 점점 너무 아프고 어깨 머리 온몸이 아픕니다. 그리고 처음엔 턱의 아구가 딱 맞아 하품할 때 가끔 딱 소리나는 것 외에는 소리가 안 났는데 점점 치아가 돌아가면서 일상 속에서도 그냥 밥먹을때도 항상 딱딱 소리가 나고 통증도 심합니다.

　게다가 근육상태도 너무 안 좋아서 오른쪽 턱과 입술, 뺨엔 아예 감각이 없고 구강내부가 심하게 부어있고 통증도 심합니다. 마치 고무장갑 같은 탄력으로 땡겨서 악관절때문에 입을 제대로 못 벌리고 돌아가는 게 점점 심해지면서 제대로 씹지도 못하고 음식물도 한쪽으로 새고 말할 때 앞니끼리 딱딱 부딪치고 발음도 잘 안됩니다. 계속 돌아가면서 온몸의 통증도 심합니다. 그런데 치아를 겉에서 볼땐 예전 모델과 다름없이 딱 맞는 것처럼 보입니다.

　상식적으로 이해가 안되는 일이고 병원에서도 본을 떠보고 엑스레이를 보고는 아무 이상이 없다고 합니다. 그런데 돌아가는 느낌이 들면서 그 느낌 그대로 얼굴윤곽도 변하고 있습니다.

　관절의 작용인지 근육이 비정상적으로 작용해서 그러는 건지 원인은 알 수 없지만 계속 치아가 안 맞고 오른쪽으로 돌아가면서 통증, 소리가 심하고 점점 씹지도 못하고 발음도 안 되고 얼굴도 틀어지고 있습니다.

　그런데 거울을 보고 이~하면 중심선과 치아가 딱 맞아 있어 병원에서는 그러니까 정상이라고 합니다. 지금 상태는 아래 치아가 전체적으로 예전보다 튀어나와서 맞아있는 상황이고 앞니끼리 딱 닿게 물고 있는 교합입니다. 마치 턱을 살짝 내밀고 있는 것 처럼요. 얼굴형도 예전보다 아랫턱이 나와있고요. 그에 따라 옆 턱선도 길어졌습니다.

　상식적으로 생각할 때 그러면 분명히 중심선도 틀어지고 변화가 있어야하는데 앞에서 봤을 땐 아주 정상적으로 잘 맞아있는 듯 보이고 정말 이게 무슨 일인지 답답해서 미칠 노릇입니다.

　의사들은 그러니 정상이라고만 합니다. 분명히 증상이 심하고 시간이 갈수록 점점 틀어짐이 진행되고 있고 얼굴윤곽도 명확하게 변하고 있는데 진단이 안나옵니다. 제가 호소하는 증상이 의학적으로 있을 수 없는 일이라고 하고요.

저도 처음엔 나의 느낌 탓일까 많이 생각도 해보고 의사들이 모두 정상이라고 주장하니 나의 망상이 아닐까 하는 생각에 정신과까지도 다녀봤지만 정말 분명한건 치아가 점점 틀어지는 느낌이 들면서 아래턱이 앞으로 나오고 있다는 것이고요 겉에서 봤을 때 치아는 정상교합으로 보인다는 것입니다.

도저히 답이 안나옵니다. 제 생각엔 제가 재봉합 수술을 하면서 오른쪽 근육이 완전히 망가져서 한쪽으로 심하게 당기니까 그것이 어떤 요인이 되지 않았나 추측하는데요. 분명히 증상은 있는데도 의사들은 특별한 이상이 없다고 하니 답답하고 불안해 미칠 지경입니다.

이것 때문에 저는 일도 그만두고 몇 달째 아무것도 못하고 정상적인 생활을 못하고 있습니다. 이 글을 읽고 말도 안된다 하실지 모르지만 절대로 저의 착각이거나 망상이 아닙니다.

첫 번째 수술 결과가 안 좋아서 재수술 준비하면서도 정말 많이 힘들었습니다. 이런 일이 생기니 정말 자살하고 싶은 심정입니다. 일도 다 때려치우고 사람도 아무도 못만나고 완전히 제 인생이 망가져버렸습니다.

재수술 한 거 정말 너무 후회가 되네요. 이제 와서 땅을 치고 후회한들 소용없기에 정말 죽고 싶어요.

치아가 계속 틀어지는 느낌이 들면서 매일 심해지는 통증과 점점 틀어지는 얼굴형과 완전히 굳어버리고 당기는 근육. 이런 상태로는 도저히 살 자신이 없습니다.

사례 18: 양악수술 의료사고 인하여 폐 수술을 2번이나 했습니다.

양악수술 도중 의사의 실수로 다른 부위의 혈관을 잘라버렸고, 그 부분으로 세균 감염이 되었습니다.

의사는 혈관을 자르고 나서 확실한 치료를 하지 않고, 부실하게 조치를 하였고, 그리고 환자를 이틀정도 병실에 방치를 했습니다.

환자가 아프다고, 아프다고, 수십 번을 말했으나 의사와 간호사는 수술 직후라서 원래 아픈거라며 그냥 넘겼고, 그것이 폐, 간 등으로 세균이 확산되는 원인을 제공하였습니다.

양악수술을 한 후라 말을 못하는 환자는 간호사가 자신의 아픔을 몰라주자, 형에게 전화를 걸었고, 아프다는 표현을 신음소리만 낼뿐 말을 할 수 없었습니다.

형은 너무나 걱정이 되어 병원에 전화를 했지만 간호사는 시큰둥하게 대처를 했고, 그렇게 이틀이 지난 후에야 영동세브란스병원으로 긴급 후송되게 되었습니다.

세브란스병원에서 검진결과 이미 폐, 간으로 세균이 너무나 많이 전이가 된 상태여서 폐 수술을 2번이나 감행하였고, 폐에서 계속 물이 차는 증상이 발생하여 3달간의 입원치료를 하였습니다.

입이 좀 튀어나와서 그것을 보완하고자 양악수술을 한 것이 폐 수술 2번 입원치료 3달의 결과를 가져왔고, 이미 1년여가 지날 동안 그 사고의 영향으로 한쪽 눈의 신경이 정상적으로 돌아오지 않고 있습니다.

그 3달간의 입원치료 및 정상적으로 생활하기까지 환자의 부모님께서 집을 비우고 병원에서 함께 생활을 하며 받은 그 기간의 고통과 슬픔은 말로 표현을 못할 것입니다.

하지만 그 병원에서 가입한 의료사고보험회사인 현대해상에서는 1400만원이라는 금액을 제시하였고, 너무나 분하여 소송을 준비 중입니다.

가족들의 심적 고통과 그동안의 슬픔이 고작 그 돈밖에 안된다고는 생각되지 않습니다. 하물며 그 보험회사는 그 1400만원이 보상해줄 수 있는 전부인양 나오고 있습니다.

1400만원은 수술비, 병원비도 되지 않습니다.

그 의사는 보험회사를 앞세워 보험회사가 환자의 가족들과 협상을 하고 있습니다. 이 사실들이나 피해사례를 인터넷 게시판에 올릴 생각도 했으나, 지금까지 참고 있습니다.

우리나라 법이 과연 이 일을 해결해 줄 수 있을까요?

지금도 환자의 등에는 폐수술을 하기위해 절개한 상처가 여러 군데 있습니다.

환자의 등 뒤의 커다란 절개자국과 가족들의 마음의 상처가 그 1400만원으로 치료가 될까요?

CHAPTER **4부** FOUR

칼 안대는 성형수술

CHAPTER FOUR | **1** | # 아름다운 얼굴이란?

"만약 클레오파트라의 코가 조금만 낮았더라면 세계의 역사는 바뀌었을 것이다." 라는 철학자 파스칼의 말처럼 코는 얼굴의 중앙에 위치하여 인상을 크게 좌우 한다.

일반적으로 사람의 얼굴을 볼 때 얼굴형, 얼굴의 비율, 각 부위의 위치, 크기, 모양 순으로 큰 틀에서부터 시작하여 세부적인 것으로 관찰하게 된다.

시대에 따라 아름다운 얼굴의 기준이 바뀌지만 영원히 바뀌지 않는 것은 평균성이다. 모든 사람들의 얼굴에서 가장 평균적인 얼굴을 도출하였을 때 얼마나 흡사한가를 아름다움의 기준으로 하는 것은 지극히 당연하다. 그 이유는 아름다움의 기준은 결국 건강을 의미하기 때문이다.

눈, 코, 입, 귀 등 4가지 감각기관의 크기나 형태와 위치가 정상이어야 제 기능을 할 수 있다. 구체적으로 아름다운 얼굴의 기준을 설명한다면 대칭 Symmetry, 비율 Proportion, 조화 Harmony의 3가지로 요약 할 수 있다.

대칭(Symmetry)

얼굴의 중앙에 위치한 코를 중심으로 좌우 얼굴의 크기나 모양이 같은 것을 의미한다. 반드시 인체가 대칭을 이루어야 하는 이유는 중력방향 수직압에 직각을 이루어야 쉽게 외력으로부터 저항을 할 수 있기 때문이다. 그러므로 대칭Symmetry=균형Balance=정상적인 기능Normal Function=건강Health=아름다움Beauty이라는 등식이 적용될 수 있다.

비율(Proportion)

가장 아름다운 얼굴의 비율을 황금비율Golden Ratio이라 한다.

A) 정면에서 보았을 때 미간에서 코끝까지의 거리를 기준으로 할 때 이마에서 미간까지의 거리, 코끝에서 턱 끝까지의 거리가 1:1:1의 비율을 이루어야 가장 이상적인 황금비율이 된다.

최근에서 1:1:0.8을 동안얼굴이라 하여 선호하기도 하지만 건강적인 측면에서 볼 때 1:1:1이 가장 이상적이라 할 수 있다.

그 이유는 코끝에서 턱끝까지의 거리가 짧을수록 턱관절 장애가 생길 확률이 높아지고 얼굴을 이루고 있는 안면근육에 긴장도가 높아져서 근육통을 유발할 수 있기 때문이다.

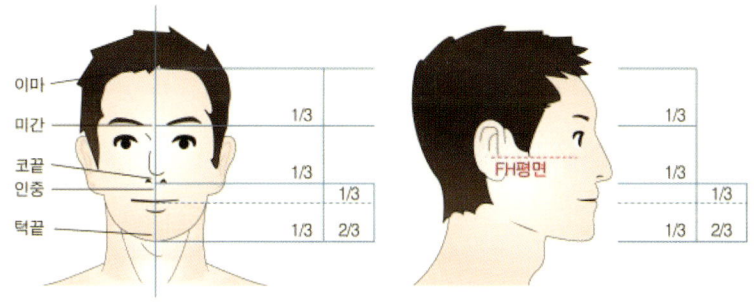

B) 또한 정면에서 보았을 때 얼굴의 길이와 넓이의 비율이 0.9:1이 가장 이상적인 황금비율이다. 다시 말하면 미간에서 턱끝까지의 거리 : 양쪽 광대뼈 끝까지의 거리 = 0.9:1가 가장 매력적인 얼굴의 비율이라 할 수 있다.

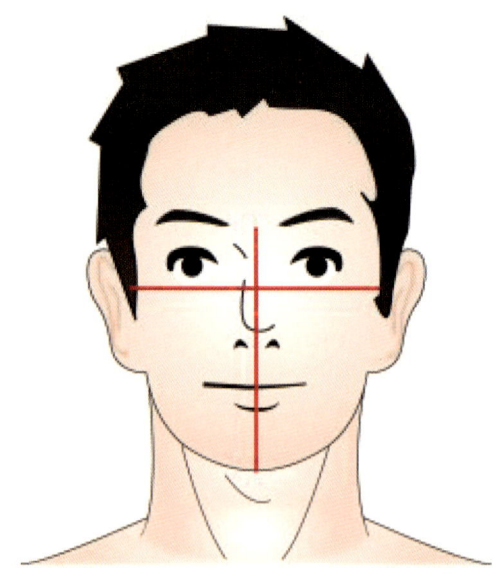

심미선(Esthetic Line)

얼굴을 옆에서 보았을 때 코 끝과 턱 끝을 연결하는 가상선을 심미선이라 한다. 심미선을 기준으로 윗 입술은 2~4mm, 아랫입술은 1~2mm정도 들어간 것을 아름다운 얼굴이라 한다. 그러나 이 기준은 코의 높이에 따라 크게 좌우되기 때문에 코가 높은 서양사람들에게는 적합한 기준이 될 수 있으나 코가 낮은 동양사람에게는 잘 맞지 않는다.

그럼에도 불구하고 일반적으로 성형외과나 치과 교정과에서는 누구에게나 이러한 기준을 적용하여 위·아래턱을 너무 안으로 넣어 얼굴 모습을 약간 합죽하게 만들어 놓는 경향이 있다.

또한 위·아래턱이 너무 안으로 들어가면 호흡에 문제를 일으켜서 코골이나 수면무호흡증을 유발시킬 수 있다.

한국사람에서는 심미선을 기준으로 윗입술이 1~2mm, 아랫입술이 0.5mm정도 들어가 있는 것이 적당하다고 생각된다.

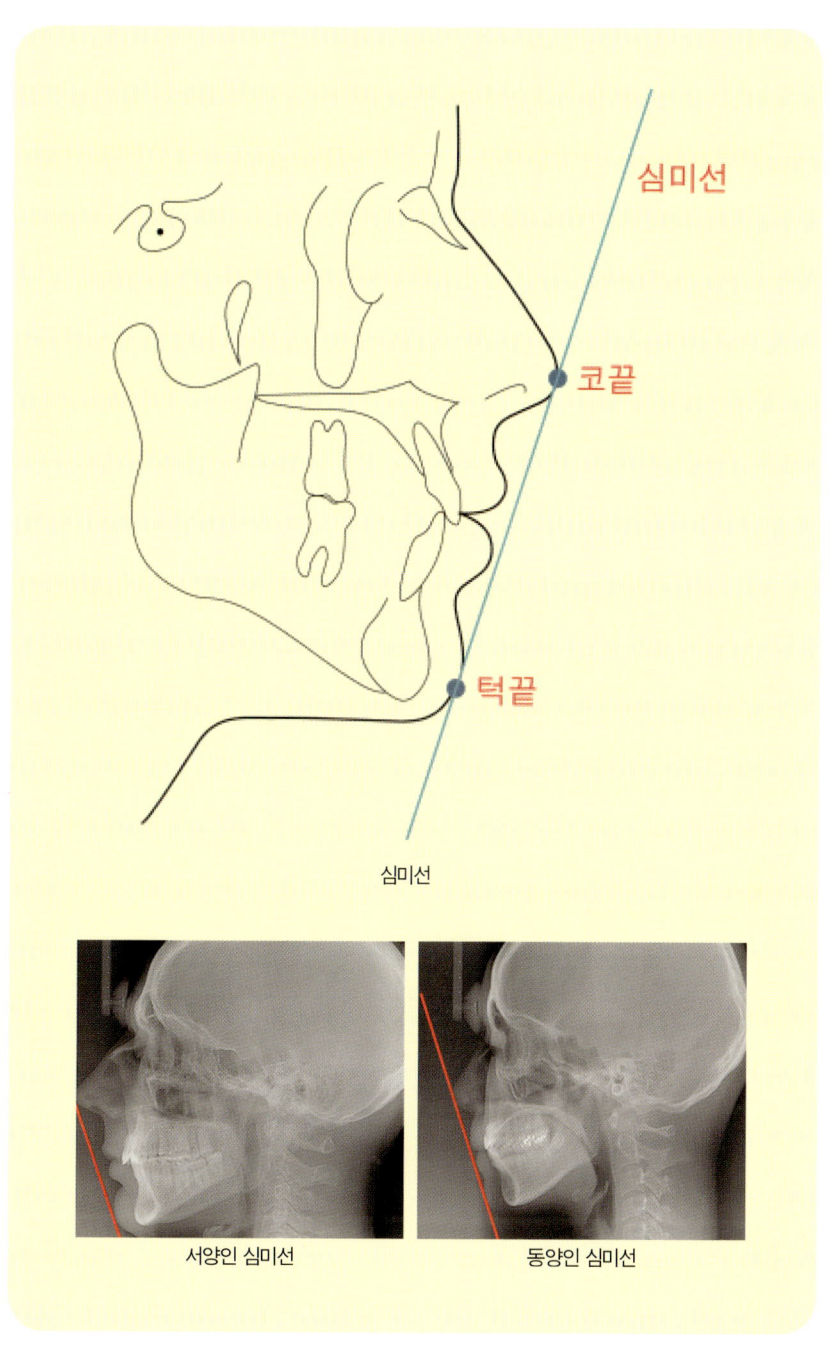

심미선

서양인 심미선   동양인 심미선

C) 피타고라스의 황금비율

그리스의 수학자 피타고라스Pythagoras : B.C 500년는 인간이 느낄 수 있는 가장 균형잡히고 안정감이 있고 아름다워 보이는 비율을 발견하였다.

정오각형을 그린 뒤 그 대각선을 모두 이으면 별 모양이 만들어 진다.

이 별의 한 선분은 다른 선분에 의해 둘로 나뉘어지는데, 이 때 나누어진 두 선분의 비율은 1:1.6정도가 된다. 이러한 비율이 가장 아름다운 비율이라 하여 모든 건축물이나 조각상, 그림 등에 적용시켰다.

그 대표적인 예는 그리스 아테네의 파르테논 신전, 밀러의 비너스상, 레오나르도 다빈치의 모나리자 등에서 찾아볼 수 있다.

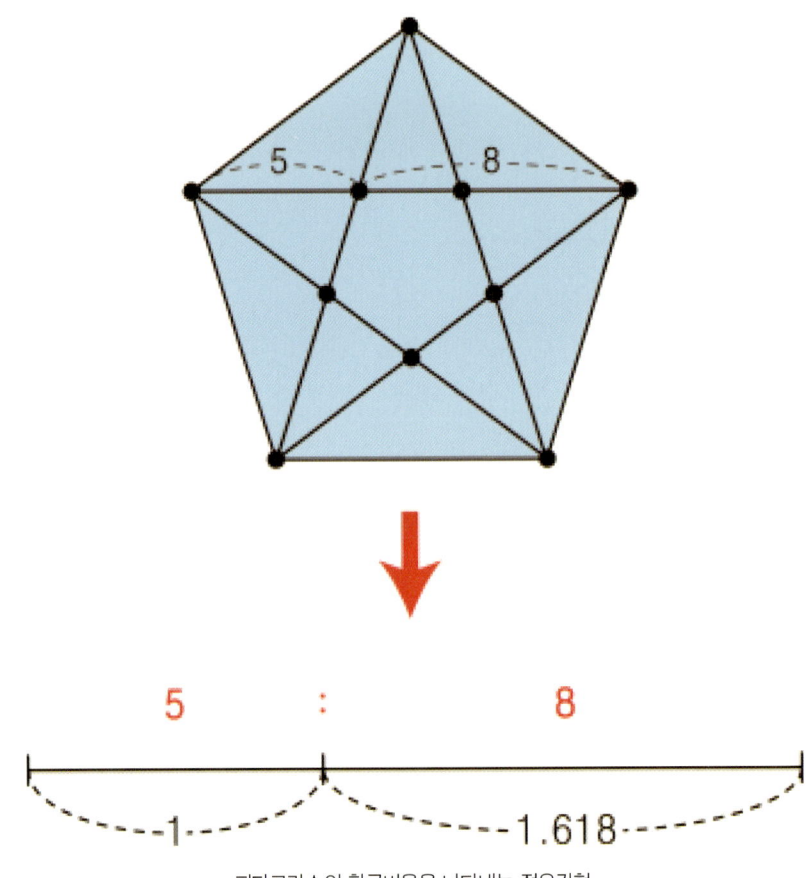

피타고라스의 황금비율을 나타내는 정오각형

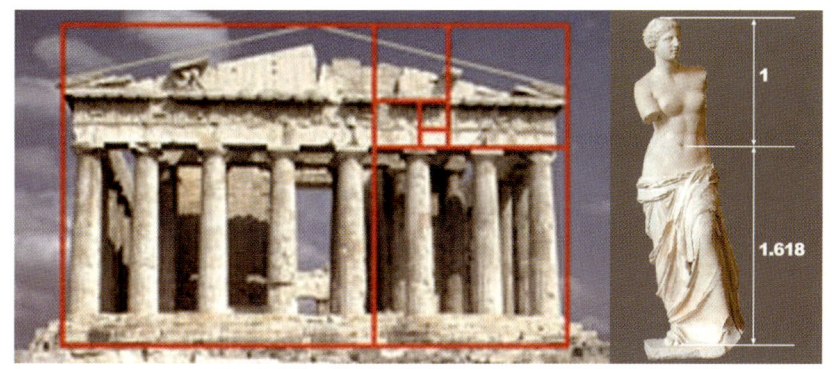

그리스 아테네의 파르테논 신전   밀러의 비너스 조각상에 나타난 황금비율

사람의 얼굴에도 황금비율을 적용시키면 다음과 같이 아름다운 얼굴의 기준을 만들어 낼 수 있다.

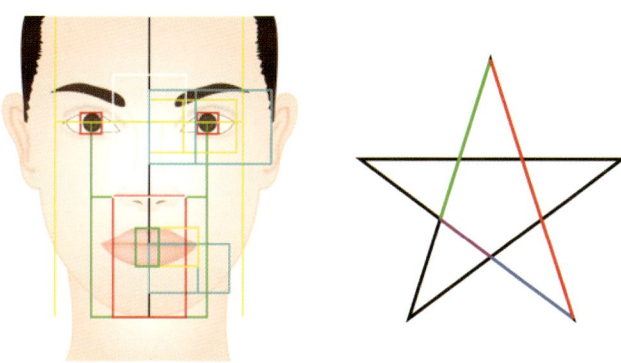

조화(Harmony)

얼굴을 이루고 있는 부속기관인 눈, 코, 입, 귀는 물론 눈썹, 광대뼈까지도 형태나 위치와 크기가 서로 조화를 이루고 있어야 한다.

아무리 아름다운 눈을 가졌다 할지라도 눈썹이 없다거나 오른쪽 눈과 왼쪽의 위치가 서로 다르거나 크기가 크게 차이가 난다면 결코 아름다운 얼굴이라 할 수 없다. 혹은 코가 예쁘지만 엄청나게 큰데 비해 눈이나 입이 지나치게 작아도 결코 아름답다고 할 수 없을 것이다.

CHAPTER FOUR — 2 | 칼 안대는 성형수술 4D 입체 교정

4D 입체 교정이란?

4D 입체 교정이란 악교정 수술^{양악수술}없이 치과 교정 치료만으로 비정상적으로 발달한 안면골격^{얼굴뼈}을 개선시켜 주기 위하여 필자가 개발한 비수술적 성형술이다.

주걱턱이나 안면비대칭 등의 심한 골격성 부정교합을 가지고 있는 환자들은 기존의 교정치료만으로는 얼굴모습을 개선시켜주는 것이 불가능하였기 때문에 어쩔수 없이 고난도의 위험한 양악수술을 선택할 수 밖에 없었다. 아직은 완벽한 단계까지 이르지는 않았지만 양악수술이나 안면윤곽술의 부작용이나 후유증 등으로 수술을 망설이는 환자들에게 큰 도움이 될 수 있으리라 확신한다.

4D 입체 교정이 양악수술과 크게 다른점은 턱관절의 바른 위치를 찾아주어 안면비대칭을 치료할 뿐 아니라 비발치 교정을 통하여 교합을 정확하게 맞춰줌으로써 치아의 3대기능인 저작기능^{씹는 기능}이나 발음기능은 물론 심미적인 기능까지 회복시켜주고 자연스러운 얼굴 모습을 만들어 줄 수 있다는 많은 장점을 가지고 있다.

4D입체교정의 장점

1. 심한 골격정 부정교합도 양악수술 없이 교정치료만으로 안모개선효과가 매우 뛰어나다.

2. 교정치료기간이 매우 짧다. 치성부정교합 : 평균 1년 이내, 골격성 부정교합 : 평균 2년 이내

3. 교정 치료기간 중 통증이 거의 없다.

4. 교정치료 방법이 매우 간단하고 쉽다. 주로 가철성 교정장치를 사용

5. 교정용 브라켓Bracket 부착기간이 매우 짧다. 치성부정교합 : 평균 6개월 이내, 골격성부정교합 : 평균 1년 이내

6. 교정치료 후 재발이 거의 없다.

4D 입체 교정을 완성시키려면?

4D 입체 교정은 단순히 치아이동이 치료의 목표가 아니라 정상적인 얼굴의 형태로 개선시켜 주는 것이 궁극적인 치료의 목표이기 때문에 다음과 같은 4가지 조건을 만족시켜야 한다.

1 위·아래턱의 위치 관계를 정상적으로 개선시켜 주걱턱이나 무턱을 치료한다.

2 악궁의 형태와 넓이를 정상적으로 개선시켜 비발치 교정 치료를 한다.

3 교합고경을 개선시켜 긴 얼굴장안모이나 짧은 얼굴단안모을 치료한다.

4 안면의 좌우대칭을 개선시켜 건강한 턱관절을 만들어 주고 안면비대칭을 치료한다.

기존의 교정과 4D 입체 교정은 어떻게 다른가?

　기존의 치과 교정치료방법은 뻐드렁니를 안으로 넣거나 덧니를 제자리에 밀어 넣는 치열교정Orthodontics 위주의 치료였다. 단지 치아를 2차원 평면상에서 전후, 좌우로 이동시켜 주는 치아이동중심의 교정개념이기 때문에 2차원 평면 교정이라 할 수 있다.

　그에 반해 4D입체 교정은 아름다운 얼굴과 건강한 턱관절을 만들어 주기 위하여 안면골격을 바꿔주는 정형교정Orthopedic이다. 인간의 두개골이 입체라는 관점에서 위·아래턱의 전후, 좌우, 상하, 수평의 위치관계를 개선시켜 주는 얼굴 중심의 입체적인 교정 개념이기 때문에 4차원 입체 교정이라 할 수 있다.

기존의 교정과 4D입체 교정의 비교

	기존의 교정(2차원 평면 교정)	4D 입체 교정
치료개념	부정교합의 결과를 치료	부정교합의 원인을 규명하여 제거하는 근원적 치료
발치유무	모자란 공간을 확보하기 위하여 주로 발치 교정	모자란 공간을 확보하기 위하여 악궁확장장치를 이용하여 비발치 교정
재발	재발 가능성이 많다.	재발 가능성이 거의 없다.
유지장치	착용이 필수	착용 불필요
진단	평면적 진단	입체적 진단
	두개골 측면 방사선 사진(Cephalo) 상에서 위·아래턱의 전후방적 위치만 파악	두개골 측면 방사선 사진(Cephalo), 두개골 정면 방사선 사진(P-A), 턱관절 사진(TMJ series), 파노라마 사진 혹은 두개골 단층 촬영사진(CT) 등을 이용하여 위·아래턱의 입체적 위치를 파악
치료방법	2차원 평면 교정(치열교정)	4차원 입체교정(골격교정)=2차원 평면 교정+악궁의 형태와 넓이+교합고경+좌우비대칭+상하악의 위치
브라켓의 위치 설정	X,Y축의 2차원 평면개념	X,Y,Z축의 3차원 입체 개념(3D 입체 개인 맞춤형 브라켓 사용)

2차원 평면 브라켓과 3차원 입체 브라켓

교정치료시 치아에 교정용 브라켓Bracket을 부착시키는 방법에는 직접법과 간접법의 2가지 방법이 있다.

직접법은 술자가 환자의 치아표면에 일일이 교정용 브라켓을 부착하는 방법으로 부착하는데 시간이 많이 걸리며 X, Y축의 2차원적 평면 교정치료가 되며 교정치료기간도 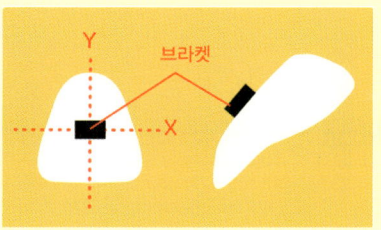 많이 걸린다. 연필로 치아표면에 수직선과 수평선의 십자를 긋고 그 중앙에 브라켓을 붙이게 되는데 측면에서 보았을 때 브라켓은 일률적으로 같은 위치와 같은 두께로 부착된다.

간접법은 치과에서 제작한 환자의 모형을 교정전문치과기공소로 보내 제작을 의뢰하는 방법으로 구강내에서 브라켓을 부착하는데 시간이 적게 걸리며 X, Y, Z축의 3차원적 입체 교정치료가 되며 교정치료기간이 단축된다. 기공소에서는 환자의 모형 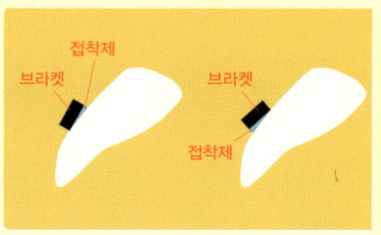 에 있는 치아를 미세한 톱으로 하나하나 분리해 내어 교합기상에서 가지런히 배열을 하여 교정용 브라켓을 부착한 뒤 다시 원래 환자모형에 옮겨 교정용 브라켓의 위치를 입체적으로 결정하게 된다.

직접법의 브라켓은 일률적으로 같은 위치와 같은 두께로 부착되는데 반해 간접법은 브라켓의 위치나 두께가 치아의 틀어진 각도에 따라 달라지게 된다.

측면에서 보았을 때 치아의 틀어진 각도에 따라 브라켓의 위치나 두께가 결정된다.

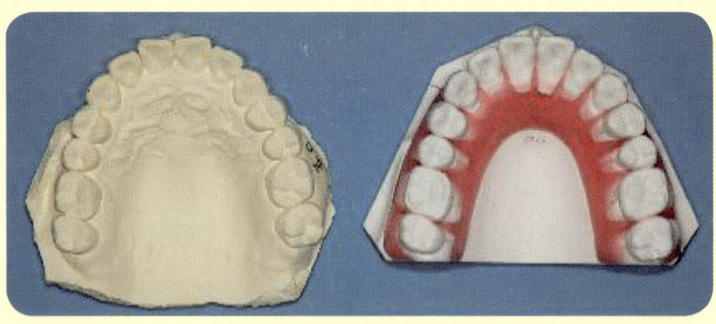

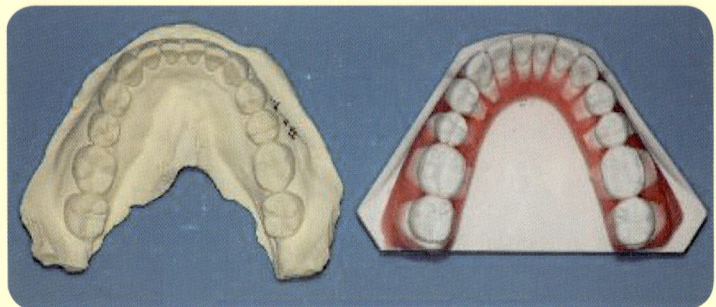

간접법으로 제작할 때 사용되는 원래 환자의 모형과
교합기상에서 정교하게 배열한 모형의 비교

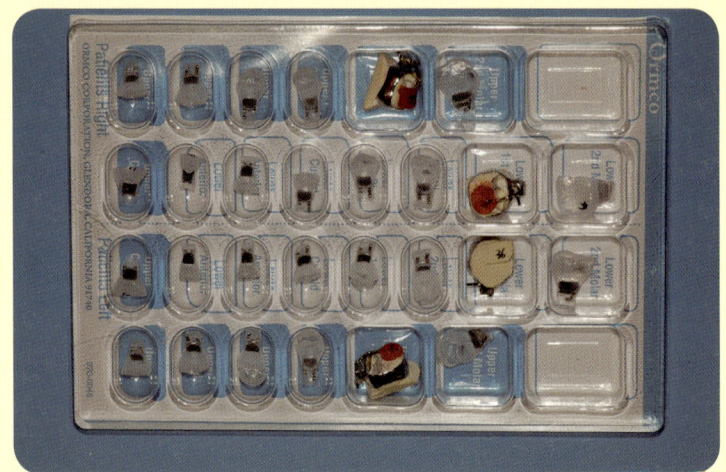

교정전문 기공소에서 제작한 개인맞춤형 3D입체 브라켓 세트

4D 입체 교정의 다른 이름, 두개 정형 교정(Orthocranics)

두개정형교정은 한반형의 두개동설에 입각하여 비정상적으로 발육된 두개골을 정상적인 두개골의 형태로 교정을 해 줌으로써 얼굴모습을 개선시켜주는 새로운 치과 교정치료방법이다. 이는 기존의 치아교정Orthodontics이나 정형교정Orthopedics의 개념과는 엄연히 구별되는 새로운 패러다임의 치과 교정치료학이라 할 수 있다.

한 턱관절·교정연구회에서는 이에 대한 연구가 활발하게 진행되고 있으며 미래에는 양악수술을 대체할 수 있을 것으로 기대된다. 황당하게 들릴 수도 있지만 이렇게 두개골을 움직일 수 있는 이유는 두개골이 1개의 통뼈로 되어 있는 것이 아니라 22개의 조각뼈로 이루어져 있으며 각각의 조각뼈마다 두개봉합선이라는 결합조직으로 연결되어 있기 때문이다. 두개정형교정4D 입체 교정은 이러한 각각의 두개골 뼈를 구강내에 꼈다 뺐다 할 수 있는 정형교정장치를 이용하여 이동시킴으로써 정상적인 두개골 형태의 교정이 가능하다.

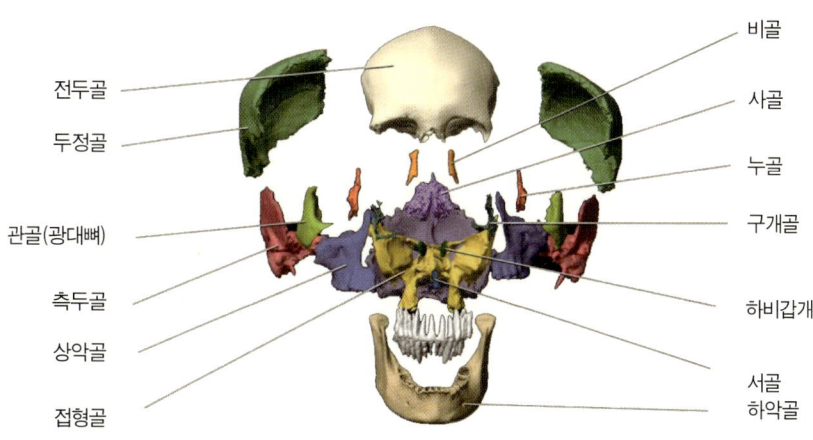

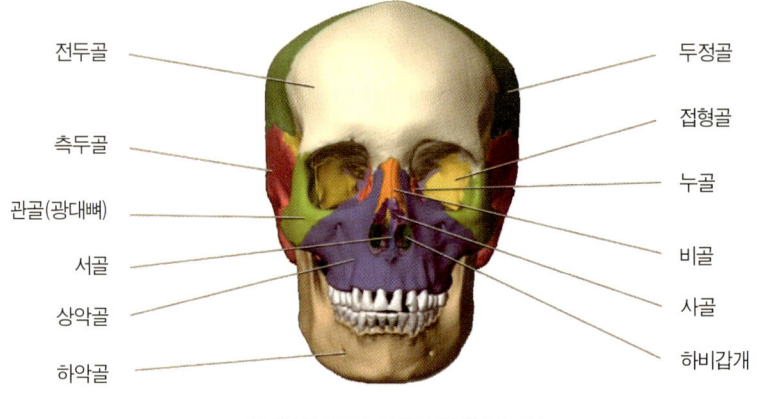

두개봉합선으로 구성된 두개골의 모습

한만형의 두개동설(Dr. Han's Cranial Motion Theory)

기존의 학설은 성장이 끝나면 모든 골격은 단 1mm도 움직일 수 없으며 골격을 성장시키는 것은 더욱이 불가능하다고 하는 것이 정설이다.

그러나 한만형의 두개동설은 성인이 된 후에도 정형교정장치를 이용하여 두개골을 움직여서 어느 정도 안면골격을 성장시키거나 변화시킬 수 있다는 학설이다.

30여년동안 수많은 골격성 부정교합 환자들의 교정치료를 하면서 두개골 X-ray사진을 분석한 결과 많은 환자들의 두개골이 후두골뒷머리뼈부위에서 부터 서서히 두정골정수리뼈을 지나 전두골앞머리뼈쪽으로 회전하듯이 골격이 변하는 것을 발견하게 되었다.

처음에는 우연히 그러한 결과가 나왔으리라 생각하고 무심코 지나치게 되었으나 점점 많은 환자에서 같은 현상을 발견하고는 확신을 갖지 않을 수 없었다. 뒤통수가 납작하던 환자의 뒤통수가 동그랗게 변하고 앞머리가 납작하던 이마가 앞짱구가 되고 들창코이던 코가 정상적으로 내려가거나 긴얼굴이 짧아지는 현상은 참으로 경이롭기까지 했다.

기존의 학자들은 유아기에는 두개봉합선이 닫히지 않은 상태로 있다가 2~3세경까지 완전히 융합되어 1개의 뼈로 된다고 주장하였다.

그러나 그 후 많은 학자들의 연구로 인해 두개봉합선은 다른 신체부위와는 달리 완전히 융합되지 않고 섬유성 관절형태로 존재하며 그 사이에서는 미세한 운동이 일어난다는 것을 밝혀냈다.

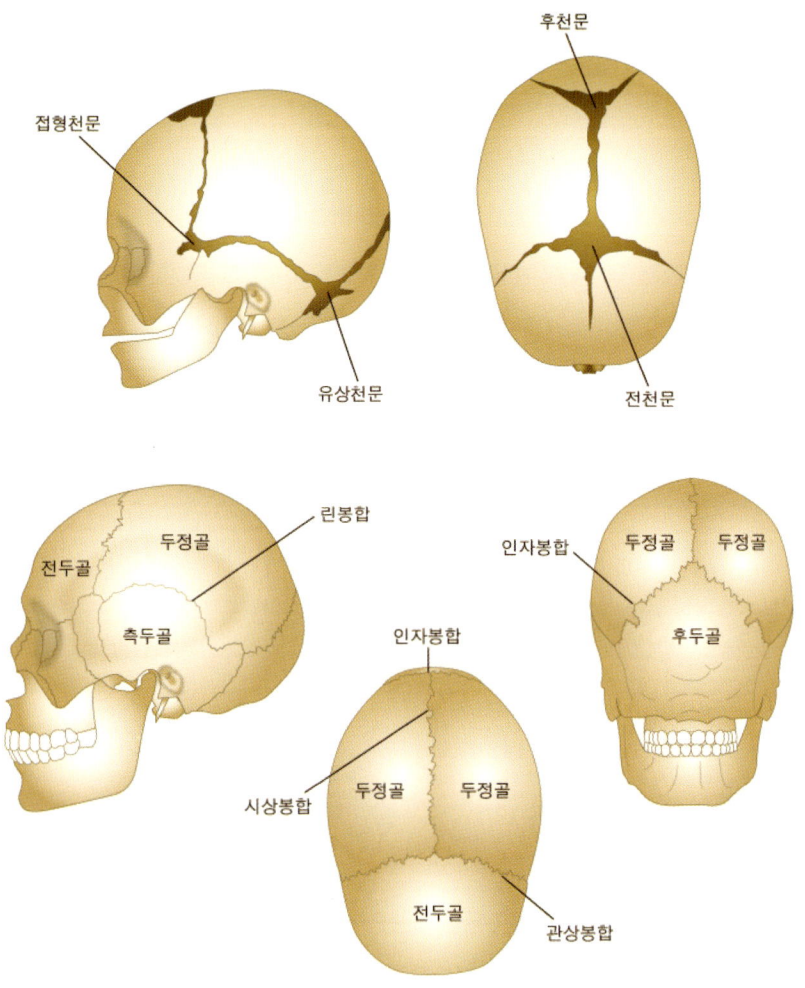

유아기의 두개 봉합선과 성인의 두개봉합선의 비교

특히 두개골 내부에 위치한 두개저 Cranial Base 는 연골결합 Synchondrosis 으로 이루어져 있으며 호흡이나 맥박과 함께 평생동안 미세한 운동이 일어난다고 한다. 이는 두개봉합선사이에 있는 0.25mm의 작은 여유 공간이 존재하기 때문에 가능하다.

한만형의 두개동설은 이에 착안하여 정형교정장치를 이용하여 각각의 두개봉합선을 이동시키면 두개저를 중심으로 하여 후방의 뇌두개^{뒤통수부분}부터 전방의 안면두개^{얼굴뼈}까지 전체 두개골이 시계방향으로 서서히 회전하여 이동하게 된다는 이론이다.

두개움직임(Cranial Motion)

두개움직임이란 두개봉합선 사이에서 일어나는 미세한 움직임을 말하는데 숨을 들이마시고 내쉴 때마다 일정한 방향으로 두개골이 움직이며 이러한 움직임을 이용하여 두개천골요법^{CST}으로 여러 가지 난치병을 고칠 수 있다고 한다. 두개움직임은 정상적인 사람에게는 1분에 6~12회 정도이며 뇌척수액의 순환을 도와준다고 한다.

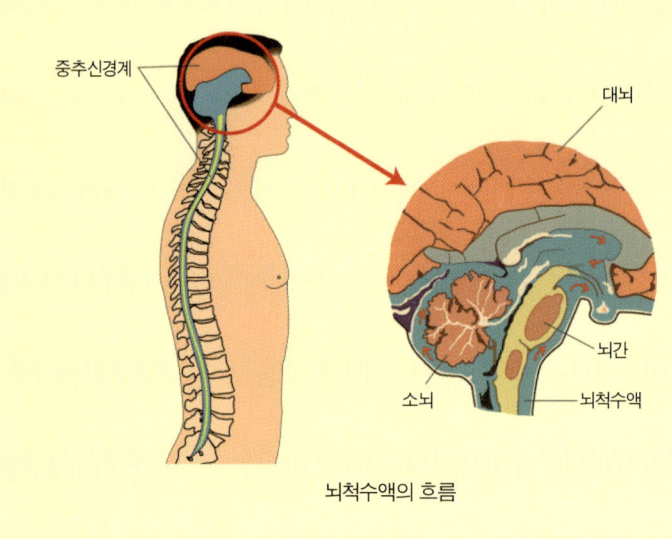

뇌척수액의 흐름

4D입체교정의 치료증례

다음은 주걱턱을 가지고 있는 27세의 여성 환자의 치료증례로 측모두부 규격방사선 사진상에서 두개저가 후방에서 전방으로 회전되어 두개골 전체의 형태가 현저하게 변화된 모습을 관찰할 수 있다.

두개골의 앞뒤의 폭이 넓어져서 납작하던 뒤통수가 동그랗게 변하였고 두개골의 길이가 짧아져서 긴 얼굴이 짧은 얼굴로 변하였으며 상악동 두개골 가운데 동그랗고 검은 부분의 위치, 형태, 크기가 변화된 것을 관찰할 수 있다. 뿐만 아니라 위로 들려있던 코가 정상적인 형태로 변하였으며 긴 턱선이 짧은 턱선으로 바뀌어 전체적인 얼굴형태가 현저하게 개선되었음을 알 수 있다.

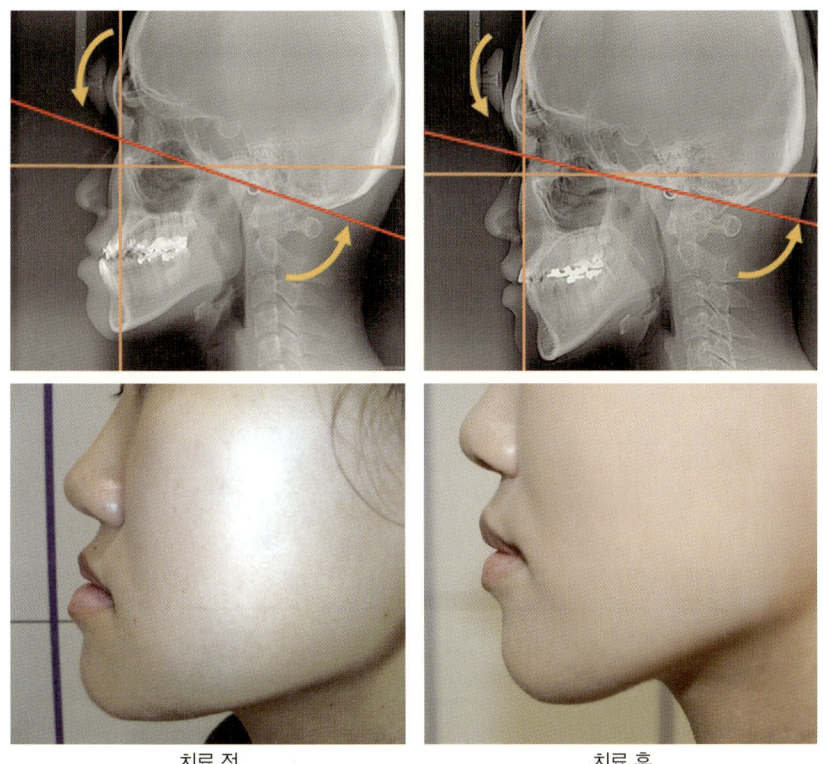

치료 전   치료 후

다음은 주걱턱을 가지고 있는 16세의 여성 환자의 치료증례로서 옆얼굴 모습의 사진 상에서 볼 때 두개골 전체가 뒤에서 앞으로 회전하여 전혀 다른 사람으로 착각할 만큼 변화된 모습을 관찰할 수 있다.

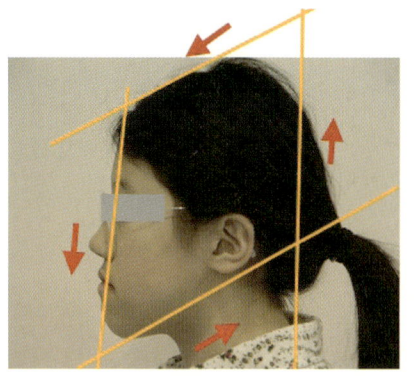 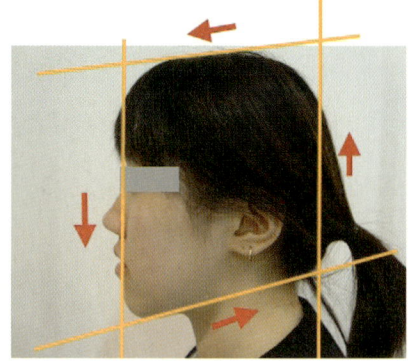

치료 전   치료 후

큰 틀로 볼 때 사다리꼴 모양의 두개골(머리뼈) 모습이 직사각형 모양의 두개골 모습으로 바뀌었다고 할 수 있다. 특히 정수리 부분과 앞이마의 경사도가 현저한 변화를 보이고 있으며 납작하던 뒤통수가 돌출되고 길고 큰 턱이 짧고 작은 턱으로 변하였으며 일자목이 정상적인 목으로 바뀌어 얼굴 모습이 크게 개선되었음을 알 수 있다.

CHAPTER 5부 FIVE

칼 안대는 4D성형수술

1 부정교합

부정교합Malocclusion이란 뜻은 말 그대로 부정확한 교합 즉 치아를 다물었을 때 위아래 치아가 잘 맞지않는 상태를 말한다.

뻐드렁니나 덧니와 같이 치아가 고르게 나지 않은 상태이거나 안면골격얼굴뼈이 비정상적으로 발육되어 심미적이나 기능적으로 문제를 가지고 있는 교합위아래치아의 맞물림관계를 말한다. 이러한 부정교합을 치료하는 술식을 교정치료라 한다.

부정교합의 종류

부정교합은 크게 치성부정교합과 골격성 부정교합으로 나눌 수 있다.

치성부정교합이란 안면골격은 정상이지만 뻐드렁니나 덧니와 같이 치열이 고르지 못한 부정교합을 말한다.

골격성 부정교합은 주격턱하악전돌증, 무턱하악후퇴증, 돌출입양악전돌증, 안면비대칭, 개구교합, 과개교합과 같이 선천적이나 후천적으로 안면골격에 이상이 있는 부정교합을 말한다. 그러나 단순한 치성부정교합이라 할지라도 약간의 골격성 부정교합을 함께 가지고 있는 것이 대부분이며 모든 골격성 부정교합은 위아래턱의 발육이상으로 인해 발생된다.

치성 부정교합이나 경미한 골격성 부정교합은 기존의 교정치료방법으로 어느 정도 개선이 가능하나 어느 정도 이상의 심한 골격성 부정교합은 양악수술로만 치료가 가능한 것으로 알려져 있다. 그러나 4D입체 교정의 개발로 그러한 골격성 부정교합도 양악수술 없이 치료가 가능하게 되었다.

부정교합의 분류

앵글 분류법(Angle's Classification of Malocclusion)

- 1급 부정교합 Class I Malocclusion

상악 제1대구치가 하악 제1대구치에 정상으로 맞물린 상태에서 덧니나 뻐덩니와 같은 치성 부정교합

- 2급 부정교합 Class II Malocclusion

상악 제1대구치에 비해 하악 제1대구치가 후방으로 들어가 있는 상태의 골격성 부정교합으로 무턱이 이에 해당된다.

- 3급 부정교합 Class III Malocclusion

상악 제1대구치에 비해 하악 제1대구치가 전방으로 나와 있는 상태의 골격성 부정교합으로 주걱턱이 이에 해당된다.

부정교합의 치료

부정교합을 치료하는 방법은 치열교정 Orthodontics 과 정형교정 Orthopedics 으로 구분할 수 있다.

치열교정은 치아를 둘러싸고 있는 잇몸뼈 부위를 움직여서 치아를 교정하는 방법이고 정형교정은 악궁_{치아가 들어있는 U자 형태의 잇몸뼈}의 크기를 늘리거나 턱뼈의 모양이나 위치를 바꿔서 교정하는 방법이다.

교정치료를 하려면 반드시 교정용 브라켓_{Bracket}이 필요하다는 것은 일종의 고정관념이다.

물론 치아만을 움직여서 교정하려면 브라켓이 반드시 필요하지만 골격을 움직이기 위해서는 브라켓을 전혀 필요 없으며 정형교정장치만으로 얼마든지 악궁의 형태나 크기, 턱의 위치나 모양 등을 변화시켜 안면골격을 개선시켜줄 수 있다.

치열교정(Orthodontics)

치열교정이란 치아에 교정용 브라켓_{Bracket}을 부착하고 브라켓 내부에 만들어진 홈 사이에 교정용 철사를 끼워 넣어 마치 철도의 레일 위를 달리는 기차와 같이 교정용 철사를 따라 치아를 이동시키는 방법이다. 그래서 흔히 교정치료하는 것을 '철도를 깐다'는 재미있는 표현을 쓰기도 한다.

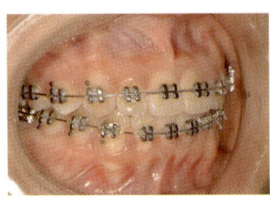 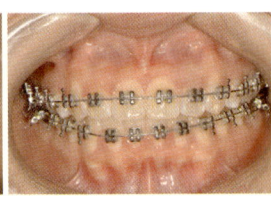 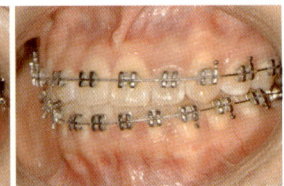

이러한 교정치료방법은 뻐드렁니나 덧니와 같은 치성부정교합에는 효과가 있으나 주걱턱, 안면비대칭, 무턱과 같은 골격성 부정교합을 치료하기에는 한계가 있다. 그래서 이를 해결하기 위하여 헤드기어_{Head Gear}, 훼이스마스크_{Face Mask}, 친컵_{Chin Cup}과 같은 턱정형치료장치를 병행해서 사용한다. 이러한 장치는 하루에 10~14시간씩 12~18개월 정도 착용해야 하며 효과는 미미하며 성장기가 끝난 환자에게는 거의 효과가 없다.

또한 장치 자체가 얼굴과 머리를 감싸고 있기 때문에 불편하고 창피하기 때문에 대부분 중도에 포기하고 만다. 더우기 고무줄의 강도를 너무 강하게 하여 머리나 턱에 무리한 힘을 가하면 두통을 유발하거나 턱관절장애를 유발할 수 있으므로 주의가 필요하다.

결국은 골격성 부정교합에서는 크게 얼굴모습을 개선시킬 수 있는 방법이 없기 때문에 안면골격의 변화를 요구하는 환자를 만족시킬 수 있는 방법으로 탄생한 것이 바로 양악수술이다.

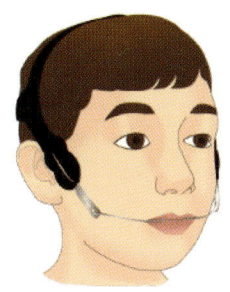
무턱환자에게 사용하는 헤드기어

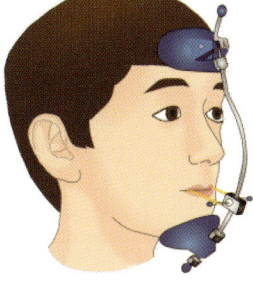
주걱턱 환자에게 사용하는 훼이스 마스크

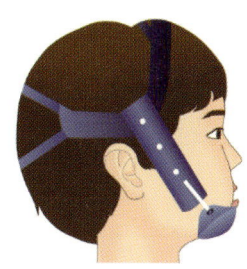
주걱턱 환자에게 사용하는 친컵

정형교정(Orthopedics)

정형교정이란 비정상적으로 발육된 안면골격을 정상적인 형태로 만들어 주는 교정치료방법이다. 단순히 2차원 평면상에서 치열만 이동시켜 치아를 고르게 나열시켜주는 치열교정보다는 근본적으로 부정교합의 원인을 제거하여 적극적으로 부정교합을 치료하는 방법이다.

악궁이 좁아 생긴 뻐드렁니나 덧니의 경우 공간을 얻기 위하여 발치를 하는 치열교정과는 달리 악궁을 확장하여 악궁의 형태나 크기를 개선시켜 주거나 주걱턱이나 무턱 혹은 안면비대칭의 경우 위아래턱의 위치를 정상적으로 이동시켜주거나 턱의 모양을 변화시켜 얼굴 전체의 안면골격을 개선시켜 주는 방법이다.

정형교정장치는 여러가지 다양한 종류가 있지만 크게 기능교정장치

Funcional Appliance와 악궁확장장치Arch Expension Appliance의 2가지 종류로 구분할 수 있다.

기능교정장치는 안면근육의 기능을 이용하여 턱의 발육을 성장시키거나 억제시켜 주기도 하고 위아래턱의 위치관계를 개선시켜 주는 장치이다.

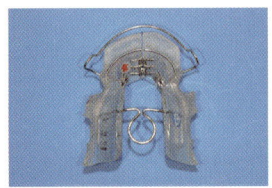 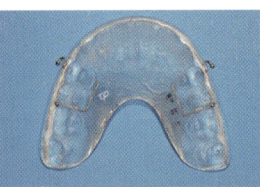 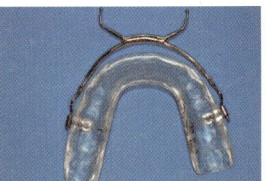

기능교정장치

악궁확장장치는 4D입체교정에서 사용되는 특수한 정형교정장치Han's Orthopedic Appliance로선천적으로 좁은 V자형 악궁을 인위적으로 넓혀서 정상적인 U자형 악궁으로 만들어주는 장치이다.

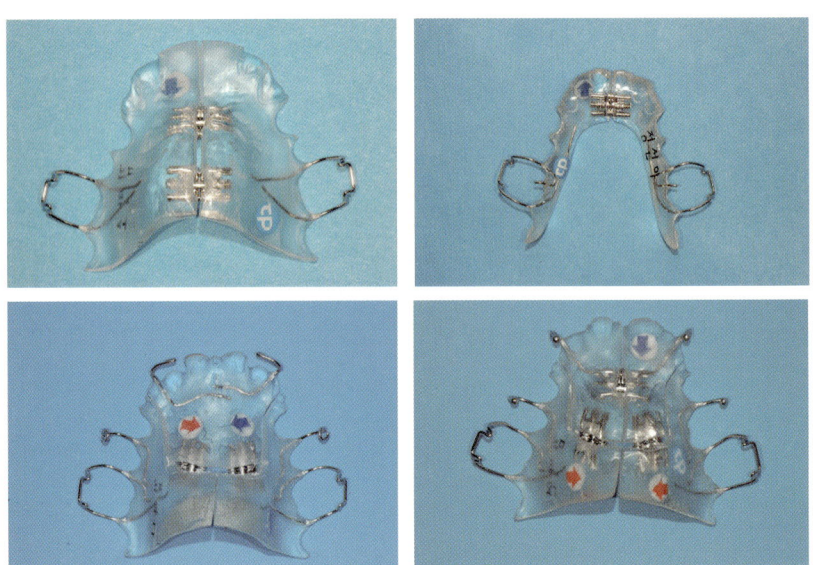

악궁확장장치

기존의 치과 교정학에서는 정형교정장치는 사춘기11~13세까지만 적용할 수 있으며 그 이후에는 교정용 브라켓을 이용한 고정성 교정장치에 의한 치열교정만으로 교정치료가 가능하다고 하였다. 그러나 4D입체교정에서는 성인에서도 사용이 가능할 수 있도록 여러가지 형태나 기능을 추가하여 디자인을 변화시킨 특수한 정형교정장치를 사용한다.

기존의 치열교정치료방법으로는 40세 이상의 환자에서는 교정치료에 여러가지 한계나 제약이 있었으나 4D입체교정에서는 특수하게 제작된 정형교정장치를 사용함으로써 60세 이상에도 교정치료가 가능하게 되었다.

발치교정과 비발치 교정

"정말 이를 빼지 않고도 치아교정이 되나요?"

뻐드렁니나 덧니를 가지고 있는 대부분의 교정환자들이 물어보는 첫번째 질문이다.

물론이다. 아무리 예뻐지는 것도 중요하지만 자신의 귀중한 생니를 빼고 교정치료를 한다는 것이 기분 좋다고 생각할 사람은 아마 단 한명도 없으리라 생각된다. 그러나 뻐드렁니나 덧니를 빼지 않으면 교정치료를 할 수 없다는 것이 상식처럼 알려져 있다.

"이를 빼지 않고 교정을 하면 앞니가 튀어나와 보인다고 하던데…"

물론 치아가 들어갈 수 있는 공간을 확보하지 않고 치아만 펴 놓게 되면 앞니가 튀어나와 보일 수 밖에 없다. 그러나 악궁확장을 하거나 어금니를 뒤로 밀어 공간을 확보하면 아무리 심한 뻐드렁니나 덧니 심지어는 돌출입까지도 치아를 빼지 않고 충분히 치아를 가지런하고 예쁘게 만들어줄 수 있다.

덧니, 뻐덩니, 돌출입을 교정 치료하는 방법은 두가지 밖에 없다.

첫번째 방법은 치아를 빼서서 숨아내서 공간을 확보하고 그 자리에 치아를 펴서 넣는 방법으로 발치교정이라 한다.

두번째 방법은 치아를 빼지 않고 악궁확장이나 어금니를 뒤로 밀어서 치아가 들어갈 수 있는 공간을 확보하여 치아를 가지런하게 만들어주는 방법으로 비발치 교정이라 한다.

발치교정

흔히 덧니, 뻐드렁니, 돌출입을 교정치료할 때 치아가 들어갈 수 있는 공간을 확보하기 위하여 위아래의 제1소구치_{첫 번째 작은 어금니} 4개를 발치하고 교정을 하게 된다. 뿐만 아니라 주걱턱에서는 아래 제2소구치 2개만 빼고 그 자리에 아래 앞니를 뒤로 밀어 넣어서 앞니 안으로 들어가게 하기도 하며 무턱에서는 반대로 위 제1소구치 2개를 빼서 위 앞니를 밀어넣어서 아래 앞에 맞게 밀어넣는 방법을 사용한다.

교정환자들은 멀쩡한 생니를 빼는 것이 마음에 걸리지만 그렇게 하지 않으면 교정치료를 할수 없다고 하니까 할 수 없이 발치를 하는데 동의를 하게 된다. 치아를 빼고 공간을 확보하여 교정치료를 하는 발치교정은 오래 전부터 미국을 중심으로 발전되어 왔다. 그러나 유럽 특히 독일에서는 치아를 빼는 대신 악궁_{치아가 나올 수 있는 U자 형태의 잇몸뼈}을 넓혀줌으로써 공간을 확보하여 교정하는 비발치 교정이 발전되어 왔다.

치아를 빼고 교정하는 것과 치아를 빼지 않고 교정하는 것은 무슨 차이가 있는 것일까? 단지 선택의 차이일까?

발치 교정과 비발치 교정의 차이를 비교하면 다음과 같다.

교정 ┬ 미국식 : 대부분 발치교정을 하며 씹는 기능보다는 미적인 기능을 중시한다.

└ 유럽식 : 비발치 교정을 하며 미적인 기능은 물론 저작_{음식을 씹는 것}기능, 발음기능 등을 중시한다.

비발치 교정의 역사

미국에서는 지난 200년 동안 뻐드렁니나 덧니를 교정치료 하기 위하여 첫 번째 작은 어금니를 발치하는 것을 당연시 하였다.

그러던 중 20세기 초에 '교정학의 아버지'라 불리는 앵글 Edward H. Angle 이 부정교합의 분류법을 만들고 발치 교정의 폐해를 지적하고 비발치 교정을 주장하였다. 그러나 그 당시에는 악궁확장을 하지 않았기 때문에 단순히 비발치 교정만으로는 뻐드렁니나 덧니를 제대로 해결해 줄 수 없었다. 결국은 발치론자들에게 밀려 그의 주장은 힘을 잃게 되었다.

반면 2차 세계대전이후 가난했던 유럽에서는 비싼 교정용 브라켓이나 철사를 사용할 수 없었기 때문에 틀니처럼 구강내에 꼈다 뺏다하는 장치만을 이용하여 교정치료를 하였다.

이러한 가철성 교정장치가 진화하면서 악궁을 확장하는 스쿠류나 교정용 철사를 장치내에 삽입함으로써 여러 가지 기능을 발전 시켰다. 그 결과 미국에서 발치교정이, 유럽에서는 비발치 교정이 발전하는 계기가 되었다.

교정 치료시 진단은 부정교합의 원인을 밝혀서 교정치료의 목표와 치료계획을 세우는 과정으로서 교정치료의 키 포인트가 된다.

그러나 기존의 교정치료는 부정교합의 결과만을 진단하였을 뿐 부정교합의 원인을 규명하는데는 소홀하였기 때문에 교정치료의 테크닉이 어렵고 복잡할 뿐 아니라 치료에 한계가 있었다.

가령 예를 들면 뻐드렁니나 덧니의 원인이 악궁의 발육부전에 기인한 것임에도 불구하고 공간이 모자란다는 이유로 죄 없는 치아를 희생시키는 발치교정치료법을 채택하고 있는 것은 엄청난 모순이라 아니 할 수 없다.

모든 질병이 그러듯이 원인을 제거하는 치료를 해야 근본적인 치료가 된다. 그러나 현대의학이라 불리는 서양의학에서는 증상만을 치료하는 대증요법Symtomatic Treatment 위주로 치료를 한다.

첨단 의학이 눈부시게 발전하였다고 하는 21세기에도 고혈압이나 당뇨병을 근원적으로 치료하는 방법은 개발되지 못하고 약물치료로 증상만 개선시켜 주는 것이 현실이다. 그러한 관점에서 보면 치과 교정학도 같은 맥락으로 풀이된다.

부정교합의 원인이 악궁의 발육부전에서 기인한 것이라면 당연히 악궁을 확장하여 교정치료를 하는 것이 올바른 방법이며 문제의 본질을 해결하는 방법이다. 좁은 악궁을 확장시키지 않고 발치를 하여 공간을 확보하는 교정치료 방법은 마치 쉬운 길을 두고 어려운 길로 둘러가는 격이다.

발치 교정과 비발치 교정의 비교

	발치 교정	비발치 교정
치아발치	제1소구치 4개를 발치한다.	발치를 하지 않는다.
치아이동거리	치아이동거리가 많아 치료 중 통증이 심하고 치아에 손상이 가해져 치근흡수약1~5mm가 많이 생긴다.	치아이동거리가 많지 않아 통증이 없고 치아에 손상이 없으므로 치근흡수가 의 없다.
교정치료 후 치아공간	발치를 한 공간을 완전히 없애기 힘들다. 그러므로 인접치를 크라운으로 씌우거나 레진으로 메꾸어 공간을 해결해야 한다.	발치를 하지 않으므로 치아 사이에 공간이 생기지 않는다.
치료기간	교정치료기간이 많이 걸린다.약2~3년 이상	교정치료기간이 짧다.약1~2년
교합	정확한 교합을 맞추기 힘들며 그로인해 턱관절 장애를 초래 할 수 있다.	정확한 교합을 맞추기가 용이 하다.
안모	발치한 공간을 메우기 위하여 상하악 전치부를 후방으로 밀어 넣어 옥니가 될 수 있으며 얼굴 모습이 합쭉하게 될수있다.	정상적인 안모를 만들어 줄 수 있다.
코골이 구호흡	상하악 전치를 후방으로 밀어 넣기 때문에 혀가 놓일 수 있는 공간Tongue Space이 적어져 기도가 좁아져서 코골이나 구호흡을 유발할 수 있다.	하악이 후방으로 들어간 경우 이를 전방으로 유도하여 혀가 놓일 수 있는 공간을 확보하여 기도가 넓어져서 코골이나 구호흡을 치료할 수 있다.

치아의 마모	교합이 정확하게 맞지 않기 때문에 치아 교합면의 마모를 초래한다.	교합을 정확하게 맞출 수 있기 때문에 치아 교합면의 마모가 없다.
재발	교정이 끝난 후 악궁크기와 전체 치아 크기의 차이때문에 치아가 원래 자리로 돌아가거나 공간이 생길 수 있다.	교정이 끝난 후 치아가 원래 자리로 돌아가는 경우가 드물다.
유지장치	재발의 위험성이 있으므로 교정치료 후 반드시 유지장치Retainer를 오랫동안 장착해야 한다.	재발의 위험성이 거의 없으므로 교정치료 후 유지장치Retainer가 필요 없다.

좁은 V자형 악궁을 발치하여 더욱 좁게 만들어 준다.

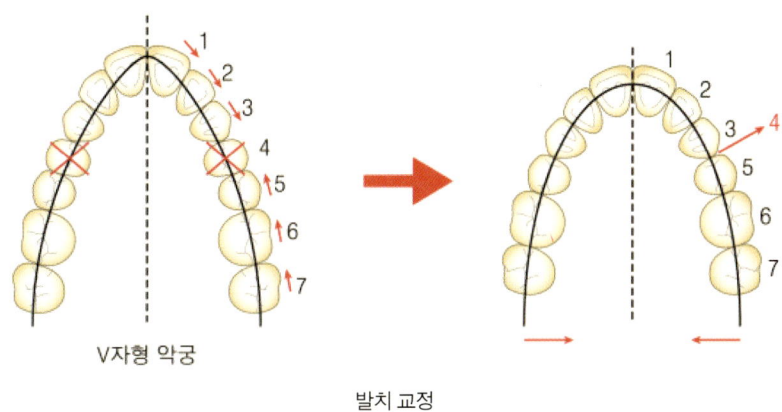

발치 교정

좁은 V자형 악궁을 확장하여 정상적인 U자형 악궁으로 만들어 준다.

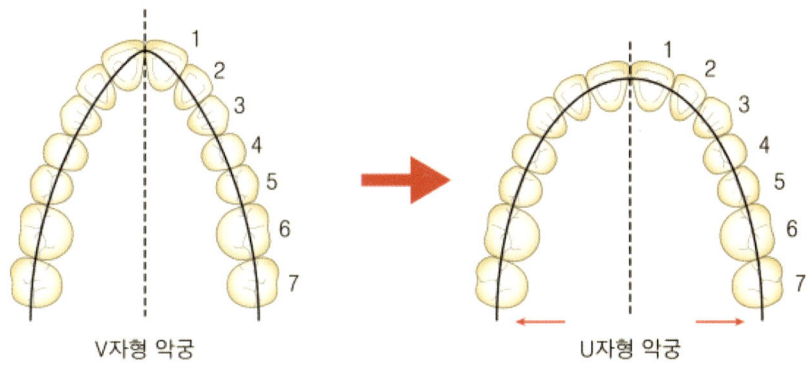

비발치 교정

발치교정의 딜레마

일반적으로 뻐드렁니나 덧니가 있을 때 치아를 가지런하게 배열시키기 위한 공간을 얻기 위하여 대개 작은 어금니 4개를 발치하게 된다.

그러나 아무리 뻐드렁니나 덧니가 심해도 나머지 치아들은 모두 발치 공간약 7~8mm정도안에 가지런하게 펴 넣고도 2~3mm정도의 공간이 남을 수 밖에 없게 된다.

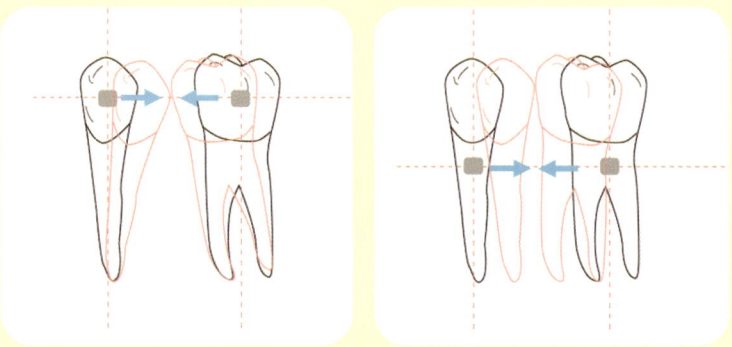

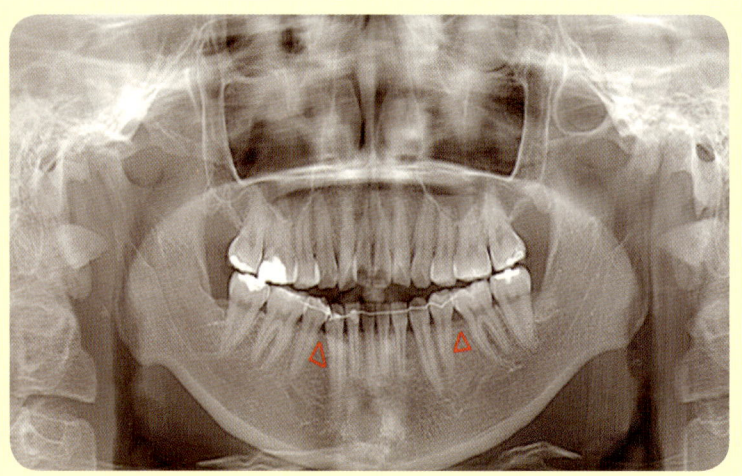

그러나 이러한 공간을 그대로 두고 교정치료를 끝낼 수 없기 때문에 어떠한 방법을 써서라도 메꾸어야 한다. 그러다 보니 앞니를 자꾸 뒤로 밀어 넣게 되어 옥니가 되고 발치한 공간 옆에 있는 치아들은 서로 잡아 당겨서 기울어지

게 되어 치아의 뿌리 쪽에 삼각형 모양의 공간이 생기기도 한다. 그래서 치아가 기울어지지 않게 공간을 잘 메꾸는 의사가 유능한 교정의사라는 말이 있을 정도다. 브라켓의 부착위치가 치아 전체 길이의 중앙에 있지 않고 치관_{치아의 머리}의 중앙에 있기 때문에 치아를 기울어지게 하지 않고 완벽하게 몸체이동_{Bodily movement}시키는 것이 결코 쉽지 않다.

발치교정 후 발치한 부위의 뿌리쪽에 삼각형의 공간을 보이고 있으며 치아가 원래 위치로 돌아가는 것을 방지하기 위하여 아래 오른쪽 어금니부터 왼쪽 어금니까지 고정용 철사로 고정한 모습을 볼 수 있다.

비발치 교정

덧니, 뻐덩니, 돌출입을 교정할 때 이를 빼지 않고 공간을 확보하는 방법에는 3가지가 있다.

1 악궁을 넓히는 방법

이 방법은 공간을 확보하는 방법 중에 가장 쉽고 가장 많은 공간을 확보할 수 있는 장점이 있다.

턱뼈는 원래 1개의 통뼈로 되어 있는 것이 아니라 좌우대칭의 2개의 뼈로 만들어져 있으며 가운데에 봉합선이라는 성장점을 가지고 있다. 위턱의 입천장 가운데를 지나가는 봉합선을 구개봉합선이라 부르는데 우리가 쉽게 혀로 만져질 수 있다.

성장기에 질기고 단단한 음식을 많이 먹게 되면 이 성장점이 적당한 자극을 받아 악궁의 발육이 좋아지게 되어 악궁의 형태가 U자를 이룬다. 그러나 그렇지 못한 경우에는 악궁의 발육이 부진하여 악궁의 형태가 V자를 이루며 치아가 나올 수 있는 자리가 모자라게 되어 뻐드렁니나 덧니가 생기게 된다. 그러므로 악궁확장장치를 사용하여 이 성장점을 인위적으로 늘려주면 악궁이 옆으로 늘어나게 되어 공간이 확보된다.

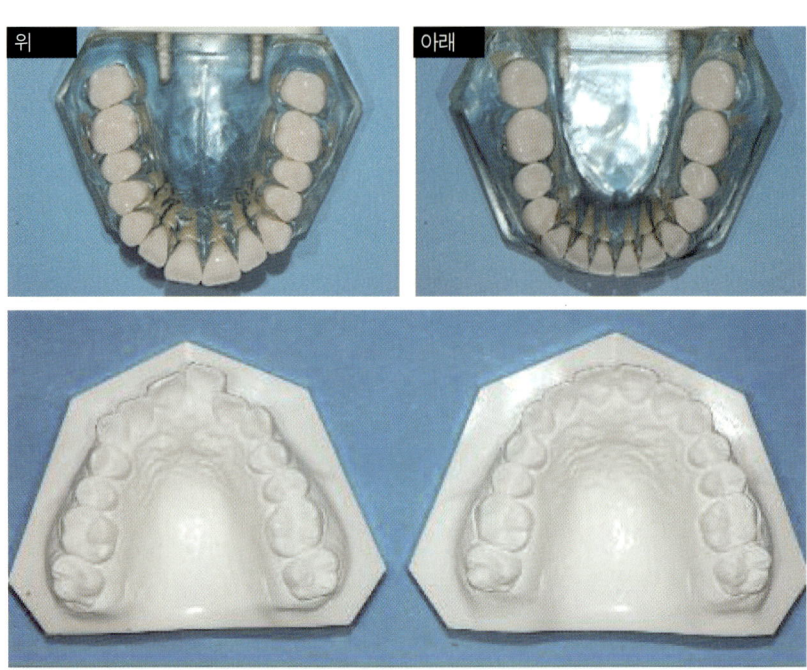

실제 환자의 좁은 V자형 악궁을 교정장치를 이용하여
이상적인 U자형 악궁으로 만들어준 모습의 모형

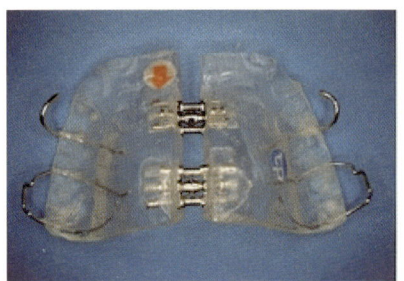 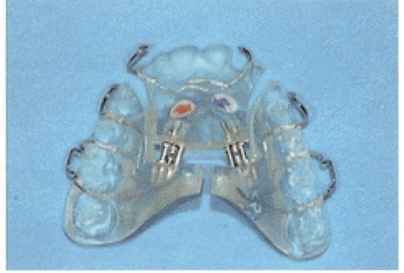

악궁을 측방으로 늘린 후 교정장치   악궁을 전방으로 늘린 후 교정장치

장치를 완전히 돌리게 되면 측방으로 약 10mm가량 늘어나게 되는데 그것은 마치 원의 지름이 10mm늘어나면 둘레가 31.4mm늘어나는 이치와 마찬가지이다. 이렇게 악궁을 늘려주면 치아를 밀어 넣지 않아도 서서히 자기자리로 찾아 들어가기 때문에 치아에 무리한 힘을 주지 않고도 자연

스럽게 교정이 된다. 측방으로 악궁을 늘리는 방법 외에도 전방 혹은 후방으로 악궁을 늘리는 방법도 있다.

2 어금니를 뒤로 밀어내는 방법

악궁자체가 원래 넓거나 앞쪽으로 입이 나온 돌출입이 심한 경우에 사용하는 방법으로 악궁을 전방이나 측방으로 넓히는 방법을 사용하기가 적당하지 않을 경우에 사용한다.

구강내에 교정장치를 장착하여 맨 뒤에 있는 제2대구치를 뒤로 밀어낸 다음 다시 제1대구치를 밀어내어 공간을 확보하는 방법을 사용한다. 만약 이때 사랑니가 있을 경우에는 사랑니(제3대구치)를 빼고 어금니를 뒤로 밀면 아주 쉽게 밀려 간다. 이때 주의할 점은 무조건 뒤로 미는 것이 아니라 반드시 제1대구치의 key를 정확히 맞춰주어야 한다는 것이다

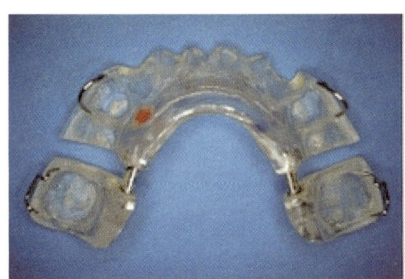
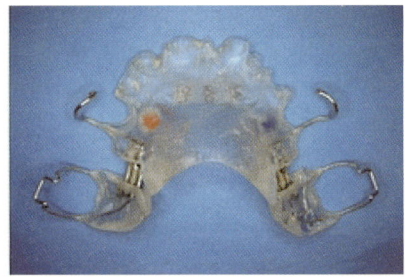

아래 어금니를 뒤로 밀어낸 후의 모습

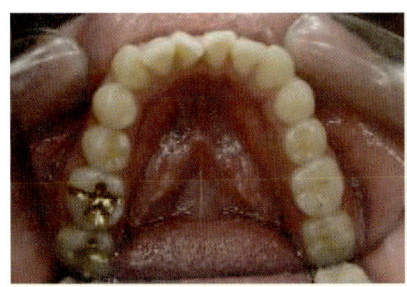
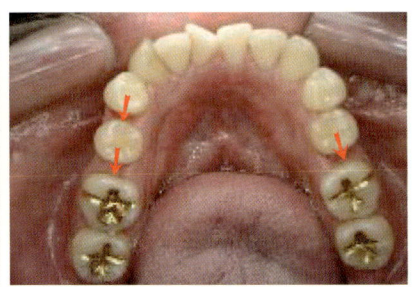

위 어금니를 뒤로 밀어낸 후의
교정장치

아래 어금니를 뒤로 밀어낸 후의
교정장치

3 치아의 사이를 약간씩 갈아내어 공간을 만드는 방법^{스트립핑}

이 방법은 위의 방법을 다 사용했는데도 공간이 모자랄 경우 사용하는 최후의 방법이다.

스트리핑은 공간을 확보하는데 한계가 있고 공간을 많이 확보하기위해서는 치아를 많이 갈아내어 치아를 손상시킬 우려가 있으므로 바람직한 방법은 아니라 생각된다.

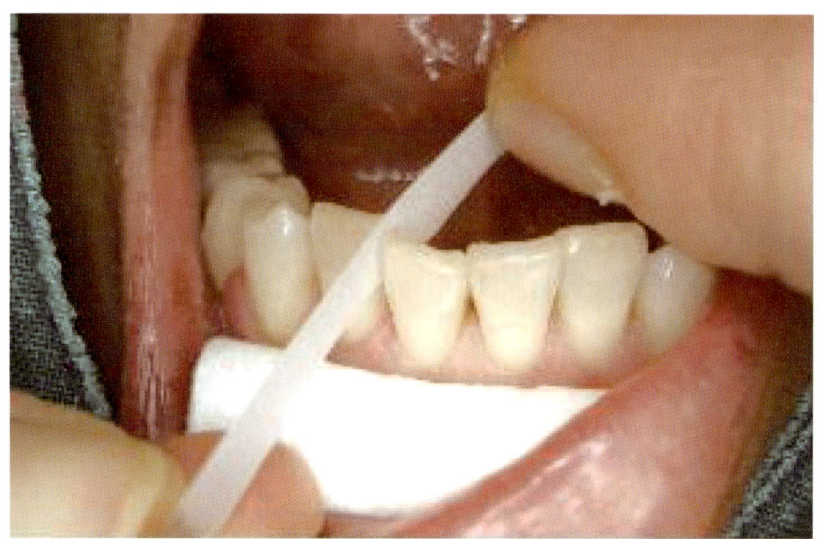

아래 앞니를 치간삭제^{스트립핑}하는 모습

그 밖에도 위 아래턱의 관계를 개선시켜 주는 여러 가지 정형장치를 사용하여 대부분의 경우 발치를 하지 않고도 교정치료가 가능하다. 뿐만 아니라 주걱턱, 무턱, 안면비대칭, 과개교합, 개구교합 등 골격성 부정교합에서도 이러한 방법을 적당히 응용하면 이를 빼지 않고 혹은 양악수술을 하지 않고도 교정치료가 가능하다.

악궁을 넓히는 방법이나 제 1,2대구치를 뒤로 밀어내는 방법으로 충분한 공간을 확보할 때까지는 상태에 따라 약6개월~10개월 가량의 기간이 소요된다.

다음은 돌출입과 함께 뻐드렁니와 덧니가 심한 20세 남자환자의 치료증례이다. 비발치 교정으로 약 2년 정도의 치료기간이 소요되었으며 정상교합과 예쁘고 가지런한 치열로 개선되었다.

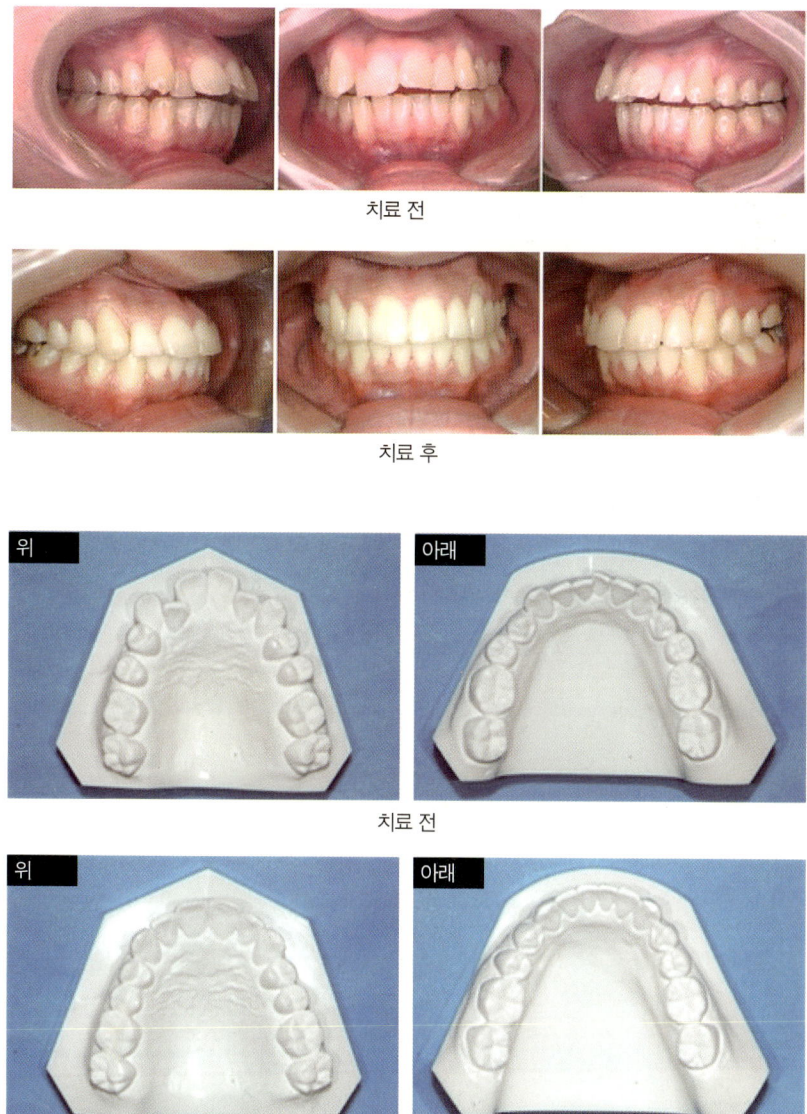

치료 전

치료 후

치료 전

치료 후

다음은 뻐드렁니와 덧니가 심한 18세 여성 환자의 치료증례이다.
비발치 교정으로 약 1년 반 정도의 치료기간이 소요되었다.

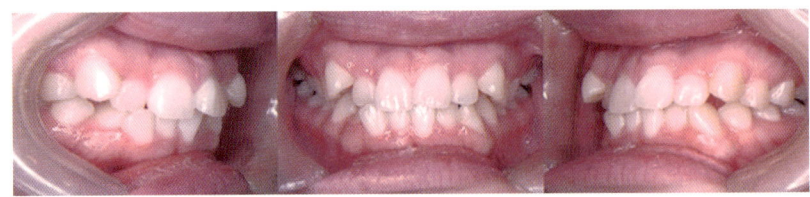

치료 전

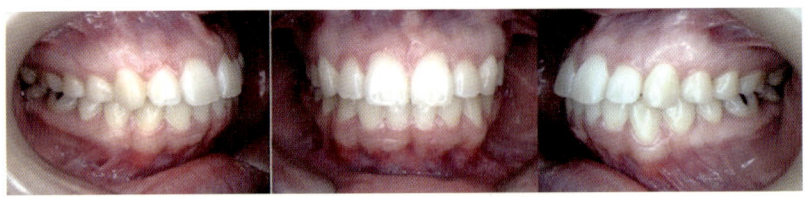

치료 후

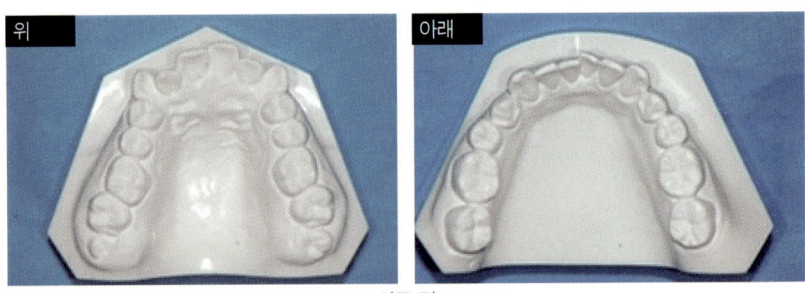

치료 전

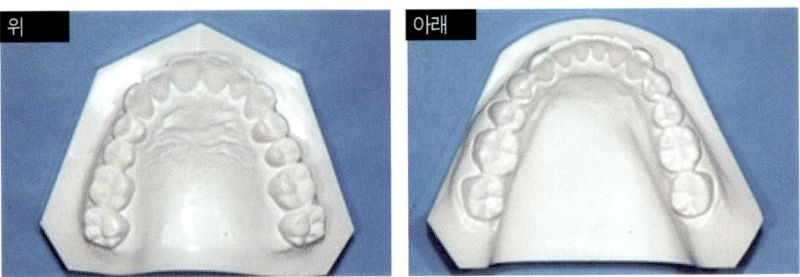

치료 후

발치교정 후유증의 재치료 증례

다음은 발치교정을 끝내고 2~3년 경과 후부터 입이 잘 벌어지지 않고 턱관절의 심한 통증으로 내원하여 턱관절 치료와 재교정 치료를 한 38세 여성 환자의 치료 증례이다.

이 환자는 발치교정치료 후 심미적인 면이 개선된 것에 대해서는 어느 정도 만족하였으나 턱관절 장애로 두통과 목, 어깨의 통증, 양쪽 얼굴의 통증 등을 호소하였다.

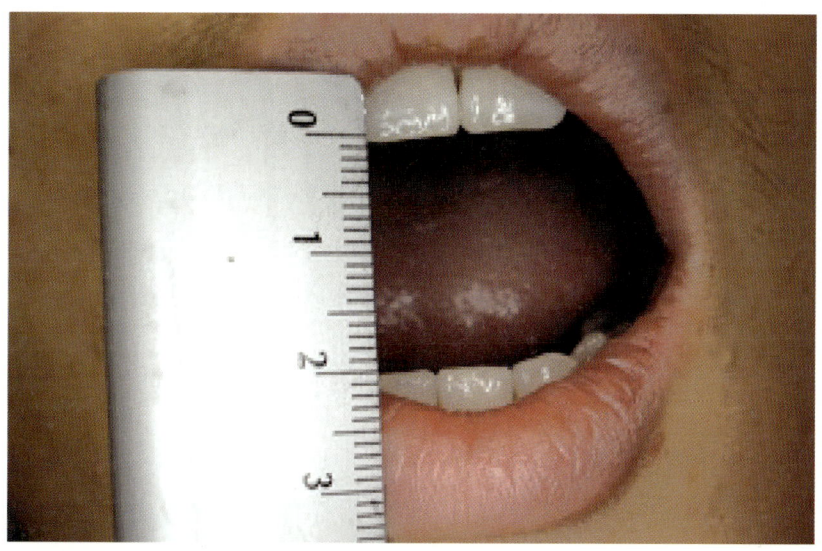

초진시 최대개구량은 약 20mm 정도였다 정상인의 최대개구량은 여성의 경우 40mm 이상이다

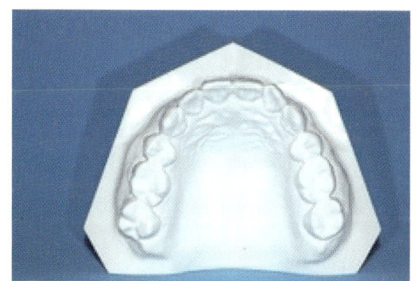

위 양쪽 제1소구치를 발치한 후 교정된 모습의 모형

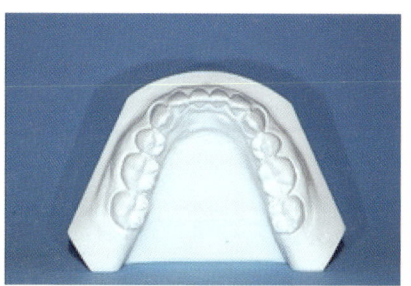

아래 양쪽 제1소구치를 발치한 후 교정된 모습의 모형

턱관절의 통증을 해소시키고 발치교정으로 인해 좁아진 악궁을 정상으로 복원시키기 위하여 스프린트와 교정기능이 복합되어 있는 특수한 정형 교정장치를 구강 내에 장착하였다.

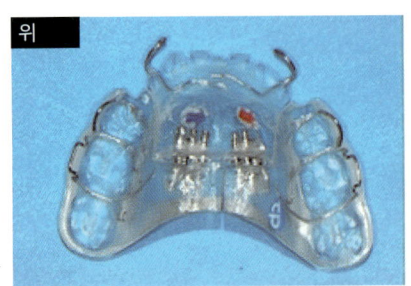
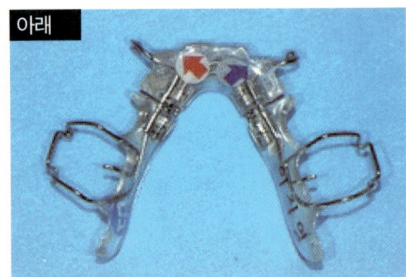

악궁을 전방으로 늘리는 교정장치

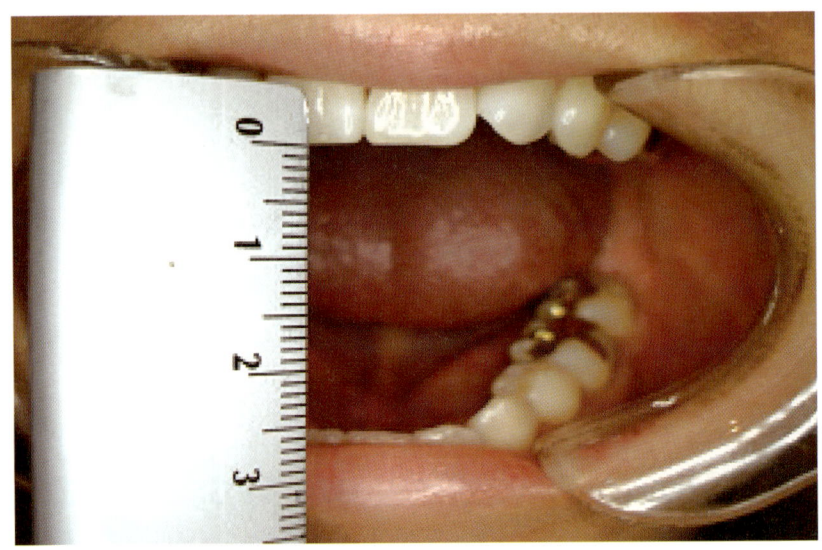

약 1주일 경과 후 내원 시 턱관절의 통증이 많이 완화되었으며 입을 쉽게 벌릴 수 있다고 하였다. 최대개구량은 약 25mm 정도였다.

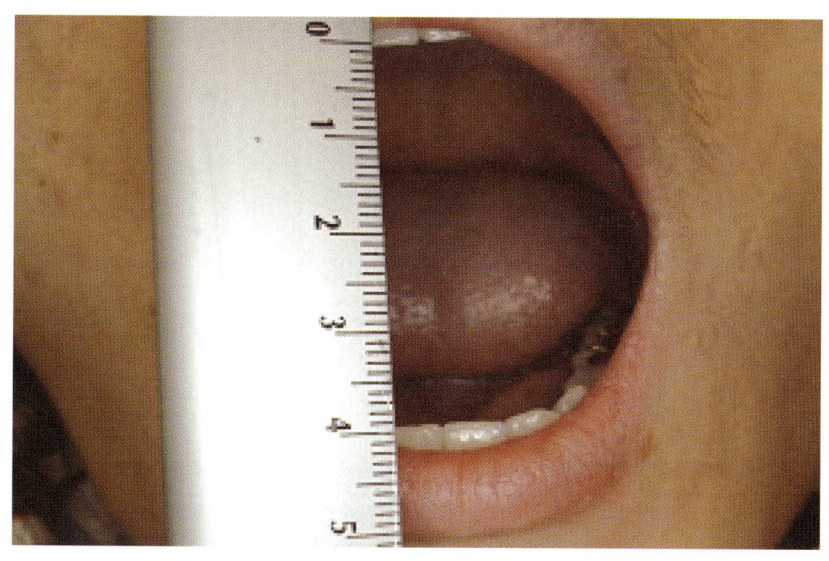

약 1개월 경과 후에는 거의 모든 증상이 소실되었으며 최대개구량은 약 40mm 정도였다.

절대로 발치 교정을 해서는 안 되는 가장 큰 이유

발치교정을 절대로 해서는 안 되는 이유는 이루 열거할 수 없을 정도로 많지만 그 중에서도 가장 큰 이유는 발치교정을 하면 악궁이 좁아져서 혀가 놓일 수 있는 공간이 좁아지고 환자의 기도 숨길 공간이 줄어들어 수면 중에 코골이를 심하게 하거나 수면무호흡증이 나타날 수 있기 때문이다. 수면 무호흡증은 수면 중에 기도가 일시적으로 폐쇄되어 호흡이 중단되는 상태를 말하는데 수면중에 일어나는 저산소증은 심근경색, 뇌졸중, 질식사 등을 유발할 수 있다. 실제로 발치교정을 한 후 숨쉬는 것이 불편해졌다거나 코골이가 전보다 심해졌다고 호소하는 환자들이 예상외로 많은것을 볼 수 있다.

발치 교정을 한 환자들의 측모두부 X-ray 사진상에서 기도공간이 현저하게 줄어든 것을 발견할 수 있으며 재 교정치료를 하여 악궁을 확장시켜 주면 이 공간이 다시 개선되는 것을 볼 수 있다. 또한 정상적인 설골의 위치는 제 3경추의 위치에 있어야 하나 발치교정 치료 후 기도공간이 좁아지면 설골의 위치가 아래로 내려가게 되며 재 교정치료를 하여 기도공간을 넓혀주면 설골의 위치가 다시 위로 올라가게 되는 것을 볼 수 있다. 설골은 혀의 뿌리가 붙어있는 뼈로서 설골의 위치가 변한다는 것은 결국 혀뿌리의 위치가 변한다는 것을 의미한다.

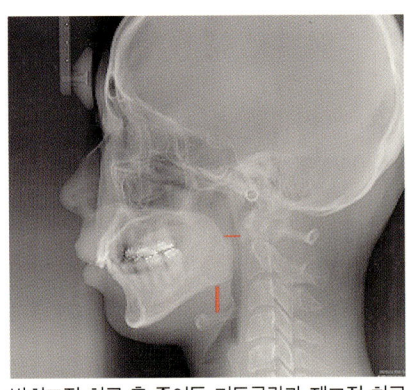
발치교정 치료 후 줄어든 기도공간과 재교정 치료를 하여 악궁 확장 후아래쪽에 위치한 설골

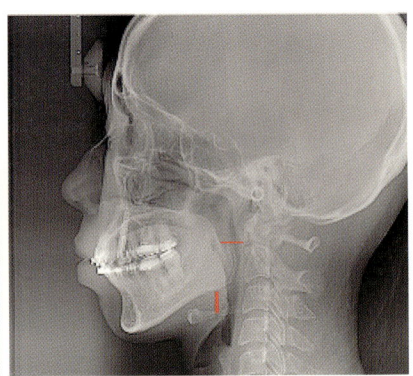
늘어난 기도공간과 다시 위로 올라간 설골

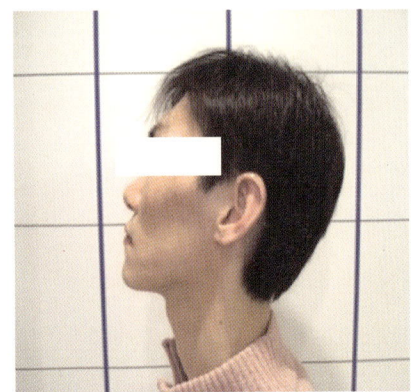
기도공간이 줄어들면 무의식중에 고개를 위로 치켜드는 습관이 생기며 그로인해 일자목이 될 수 있다.

또한 발치교정 환자를 세워놓고 옆모습을 보면 대부분 고개를 위로 치켜들고 있으며 일자목을 유지하는 것을 관찰 할 수 있는데 그러한 자세는

기도공간이 줄어들어 호흡이 곤란하기 때문에 보다 많은 공기를 흡입하게 하기위한 무의식적인 행위이다.

코골이와 수면무호흡증

"저희 남편이 코를 너무 골아서 도저히 같이 잠을 잘 수가 없어요, 각방을 쓴지가 벌써 10년도 넘어요"

이 세상에는 이렇게 코를 심하게 곤다는 이유만으로 졸지에 홀아비 아닌 홀아비 신세가 되는 처량한 남편들이 너무도 많다. 사랑하는 부부가 코골이 때문에 떨어져서 자야 한다는 것은 매우 곤혹스럽고 불행한 일이 아닐 수 없다. 코골이는 수면 중에 코에서부터 폐까지 이르는 기도_{숨길}가 좁아져서 공기의 흡입이 빨라지고 이로 인해 공기가 좁은 기도 사이를 지나가면서 입천장, 목젖, 혀 등의 연조직을 떨리게 하는 현상이다.

코골이를 치료 해야하는 이유

호흡이라는 것은 폐가 스스로 수축과 팽창을 반복하여 공기를 흡입하고 배출하는 과정으로 수면 중에도 생명을 유지하기 위하여 반드시 이루어져야 하는 매우 중요한 생리현상이다.

성인의 경우 평상시 호흡량을 2,500~4,000cc이며 1분에 약 16회의 호흡을 한다. 그러나 심한 코골이로 인해 1시간당 5회이상 호흡이 정지 되거나 7시간 수면을 할 때 30회 이상 호흡이 정지되는 상태를 폐쇄성 수면 무호흡증_{Obstructive Sleep Apnea Syndrome}이라 한다.

통계에 따르면 우리나라 남성의27.1%, 여성의 16.8%가 수면 무호흡증을 앓고 있다고 한다. 수면 무호흡증이 되면 기상시에 두통을 느끼며 집중력과 기억력이 저하 되고, 심한 감정기복, 우울증, 만성피로등의 증상을 느낄 뿐 아니라 부정맥, 심근경색, 심부전, 고혈압, 뇌경색 등의 심혈관계의 합병증이 나타날 수 있으며 심하면 돌연사의 원인이 되기도 한다. 그 밖에도 폐질환, 당뇨, 발기부전 등을 유발하기도 한다.

수면중에 수면 무호흡증이 발생하면 다시 호흡을 하기 위하여 부교감신경계가 작동하여 잠을깨게 되는데 이때 여러 가지 스트레스 호르몬의 분비가 증가된다. 또한 호흡정지로 인해 산소량이 부족해지고 이산화탄소의 양이 증가함으로써 보다 많은 산소를 공급하기 위하여 심장의 박동이 빨라지고 혈압이 높아지게 된다.

수면 중에 이러한 과정이 여러번 반복되면 심혈관계를 자극하여 고혈압, 심장병, 뇌졸중 등을 유발한다고 알려져 있으며 수면 무호흡 환자의 50% 이상이 고혈압을 가지고 있다고 한다.

'잠이 보약이다'라는 말이 있듯이 수면 무호흡증은 생명을 위협하는 각종 합병증을 유발 할 수 있으므로 반드시 치료 되어야 하는 질병이다.

코골이는 비단 성인에서만 문제가 되는 것은 아니다. 독일의 튀빙겐 대학의 연구결과에 의하면 코골이를 하는 어린이는 기억장애, 학습장애를 일으켜서 학습능력이 2~3배정도 떨어진다고 한다.

수면 무호흡증의 치료

코골이가 심하다면 반드시 이비인후과에서 수면다원 검사와 해부학적 구조검사를 하여 수면 무호흡증의 정도, 기도의 넓이와 발생 원인 등을 꼼꼼하게 체크하고 그에 맞는 치료를 해야 한다. 해부학적 구조 검사는 전자내시경이나 3D CT를 통하여 이루어지며 좁아진 기도의 부위를 확인하는 매우 중요한 과정이다.

수면 무호흡증의 발생원인과 대처방법

A) 구조적인 원인

비만인 경우에는 과도하게 축적된 지방세포로 인해 기도가 좁아져서 호흡이 곤란해지므로 체중을 감량해야 하며 비중격만곡이 심한 경우에는 코를 통한 호흡이 원활하지 못하므로 비중격 수술이 필요하다. 또한 비염이나 부비동염 축농증이 있는 경우에도 그에 맞는 적절한 치료가 요구된다.

B) 기능적인 원인

똑바로 누워서 잠을 자게 되면 기도 주위의 연조직이 아래로 늘어져서 기도를 막기 때문에 옆으로 누워서 자는 것이 좋다.

C) 호르몬에 의한 원인

갑상선 호르몬, 뇌하수체 호르몬과 같은 호르몬에 이상이 생기면 근육의 수축이완에 장애가 발생하기 때문에 호르몬 치료를 받는 것이 좋다.

D) 환경적인 원인

흡연이나 음주, 진정제, 수면제, 항히스타민과 같은 약물 복용은 평소보다 호흡을 얕고 느리게 하며 근육을 이완시키기 때문에 잠들기 2시간 전에 복용하는 것이 좋다.

수면 무호흡증 치료의 핵심은 코골이의 원인이 되는 좁은 기도를 넓혀주는 것이다. 기도를 넓힐 수 있는 방법중에서 가장 확실한 방법은 양악수술을 하여 위·아래 턱뼈를 앞으로 전진시켜 혀가 놓일 수 있는 공간을 크게 확보해 주는 것이다. 그러나 이 방법을 상용하기에는 현실적으로 불가능하다.

  수면 무호흡증의 치료 방법은 크게 수술적 방법과 비수술적 방법으로 구분 할 수 있다.

폐쇄성 수면 무호흡증의 치료

A) 수술적 방법

  주로 이비인후과에서 목젖이나 주위 연조직을 절제하는 수술, 코골이 임플란트 수술, 비강을 넓히는 수술, 이설근 전방 전위술_{혀뿌리가 부착되는 근육을 전진시켜 혀가 뒤로 밀리는 것을 방지하는 수술} 등으로 기도를 확보하는 방법을 주로 사용한다. 그러나 수술에 의한 치료로 75%이상 개선되지만 시간이 경과함에 따라 다시 연조직이 자라면서 증상이 재발 될 수 있다.

B) 비수술적 방법

1 양압기_{CPAP, Continous Positive Airway Pressure} 착용

  양압기는 수면중에 일정한 공기 압력을 주입하여 기도가 좁아지는 것을 막아주는 장치다. 수면 무호흡 치료중 가장 효과적이라고 알려져 있으나 평생 동안 불편한 장치를 착용해야 하는 부담감이 큰 단점이다.

2 구강 내 장치

  코골이 장치는 수면중 기도확보를 하기 위하여 아래턱을 앞으로 전진시킨 다음 위아래턱을 하나로 고정시킴으로써 혀가 놓일 수 있는 공간을 확보하여 코골이를 감소시켜주는 장치로서 다양한 종류가 시판되고 있다. 코골이 장치는 코골이의 60~80%정도를 개선시켜주는 효과를 가져 오므로 코골이 수술을 고려하는 분들에게 꼭 권해주고 싶은 간편하고 좋은 코골이 치료법이다.

  가장 이상적인 구강 내 장치는 아래턱을 앞으로 전진시켜 유지시켜줌과

동시에 위아래 악궁의 크기를 확장시켜줌으로써 혀가 놓일 수 있는 공간을 최대한 확보해 줄 수 있는 정형교정장치이다.

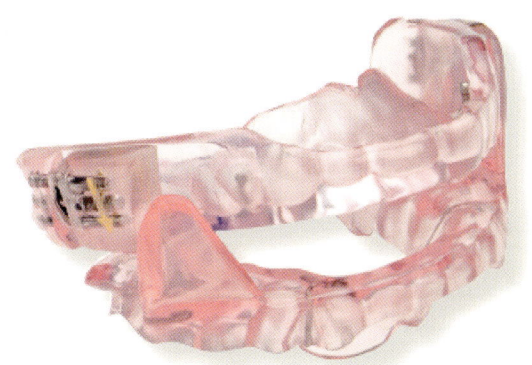

시중에서 시판되고 있는 솜노덴트사의 코골이 장치

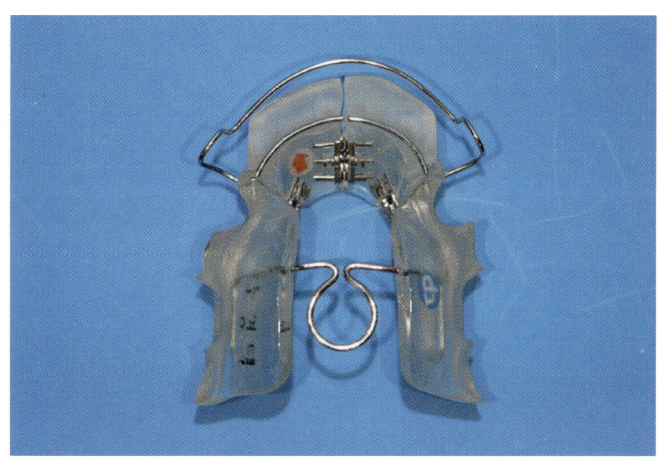

일반 코골이 장치의 기능 외에 악궁을 확장시킬 수 있는 기능이 있는 정형교정장치

수면 무호흡증의 비수술적 치료 후기

발치교정 후유증으로 인한 수면무호흡으로 고통을 받다가 혀 공간 확보위한 교정 후 증상 개선

서울에 거주하는 30대 직장인입니다.

과거 20대 초반에 치아교정을 받아서 20대중반에 치료를 종료하였는데 현재도 여러모로 큰 불편함과 고통을 겪고 있습니다.

저는 아랫니와 윗니가 거의 맞물릴 정도로 아랫니가 튀어나온 상태에서, 전반적인 구강 돌출을 해결하기 위한 심미적인 목적으로 20세 때 치아교정치료를 받았습니다.

제가 받은 치료는 발치교정이어서 상악은 송곳니 두 번째 뒤의 두 번째 어금니 두 개를 발치하고 하악은 송곳니 바로 뒤의 작은 어금니 두 개를 발치한 뒤, 강하게 치아를 조이고 발치공간을 메우도록 치아를 설측으로 당겨 이동하였는데, 돌출보다 합죽한 모습이 되도록 외모에 드라마틱한 변화가 있을 정도로 하악과 상악치아들이 설측으로 이동하였습니다. 그러나 이러한 발치교정을 하게되면서 부작용을 겪게 되었습니다.

저는 본래 혀를 아랫니 쪽에 두고 살아왔었는데 교정치료를 받는 중 하악에 혀를 둘 공간이 없을정도로 치아 안쪽 공간이 점차 줄어들자 혀를 아랫니 아래쪽으로 일부러 구부려서 넣고 있을 수 밖에 없었고 아래턱을 빼고 있을 수 밖에 없었습니다. 이렇게 억지로 혀를 빼고, 턱을 뺀 상태로 지내니 척추가 굽고 가슴을 웅크리게 되는 증상이 발생하고, 무엇보다 특히 잘 때는 턱이 중력 때문에 당겨질수밖에 없어서 턱을 앞으로 빼고 잘 수 없기 때문에 무의식적으로 기도가 좁아지지 않도록 이갈이를 하게 되었고 수면무호흡증상이 발생하게 되어 매일 피곤한 나날을 보내게 되었습니다.

당시에는 이러한 증상이 교정치료에 따른 부작용일 것이라는 생각은 잘 하지 못했습니다. 그러다 언젠가부터 이게 아니다 싶어 혀나 턱에 힘을 주지 않고 자연스럽게 지내려고 노력하였으나 이미 악궁이 좁아져있어서 혀를 둘 공간이 없었기 때문에, 턱을 앞으로 빼거나 입 안에서 혀에 힘을 주어 내밀지 않으면 기도가 좁아져서 가슴이 답답하고 자세가 웅크려 진다는 사실을 알게 되었습니다.

저는 처음에는 증상을 부정하고 내과, 정형외과, 이비인후과 등을 다녔으나 근본적인 해결책을 찾지는 못하였습니다. 그러다 수면무호흡증을 치료하는 이비인후과에서 수면다원검사를 하고 3D CT촬영을 한 결과, 치아구조 때문에 혀가 뒤로 밀려서 수면무호흡 증상이 발생하였다는 점을 확인받게 되었습니다. 또 턱을 앞으로 빼지 않으면 자세가 굽어지는 이유를 알 수 없었으나, 이비인후과에서 기도부분을 확인해 보니 혀가 뒤로 밀려서 혀뿌리가 기도를 막아 본능적으로 턱을 빼려하는 것이라는 설명을 듣게 되었습니다. 이에 계속 검진을 받아보니 저의 하기도가 평균보다 좁아진 상태라는 검사 결과를 받기도 하였습니다.

그래서 저는 현재 적극적으로 증상을 치료하기위해 한만형 치과를 찾게 되었고 혀 공간을 확보하기위한 교정을 시작하게 되었습니다. 교정을 시작한지 얼마되지 않았지만 장치를 착용하고 나서는 증상이 개선되는 것을 느끼게 되었고, 앞으로 꾸준히 치료할 경우 예전보다 신체상태가 훨씬 나아지게 될 것으로 생각하고 기대하고 있습니다.

CHAPTER FIVE

2 주걱턱

　아래턱이 위 턱 보다 비정상적으로 큰 경우를 흔히 주걱턱이라 한다.
　주걱턱은 아래턱의 생긴 모양이 마치 주걱과 같이 길게 생겼다고 해서 붙여진 이름인데 주걱턱을 가진 사람은 주걱으로 돈을 긁어 모아서 부자가 된다는 속설이 있다. 그러나 그것은 단지 속설일 뿐 정작 본인들은 외모에 대한 남모를 콤플렉스와 저작 음식을 씹는것이나 발음 등 여러가지 불편한 점들을 안고 산다.
　주걱턱은 아래턱이 위턱보다 크거나 위 턱에 비해 앞으로 나와 있는 골격성 부정교합이다. 아래턱은 정상인데 위턱이 저성장되어 나타나는 경우도 많이 있으므로 정확한 진단을 하는 것이 매우 중요하다.
　부정교합은 없고 단지 아래턱의 길이만 긴 경우를 '긴턱' 혹은 턱 끝 비대증이라 한다. 정상적인 교합 위 아래 치아의 맞물림 상태에서는 위 앞니가 아래 앞니를 약 2~3mm정도 덮어야 하는데 주걱턱에서는 대개 반대로 아래 앞니가 위 앞니를 덮기도 한다. 위 아래 앞니가 서로 맞닿고 있는 상태를 절단교합이라고 하며 경미한 주걱턱에 해당된다.
　주걱턱의 정확한 의학용어는 하악전돌증 Mandibular Prognathism 이라 하며 아래턱 하악이 위턱 상악에 비해 앞으로 나와 있다는 의미를 갖는다.

치과교정학에서는 3급 부정교합앵글분류법이라고도 한다.

주걱턱의 원인

주걱턱의 원인에는 유전적인 요인과 환경적인 요인이 있다.

유전적인 요인

특별한 원인이 없이 가족이나 친척중에 주걱턱이 있는 경우 유전될 수 있다. 왜냐하면 부모로부터 받은 유전자DNA에 의해 골격의 생김새가 영향을 받기 때문이다. 간혹 형제·자매 혹은 부모까지 함께 주걱턱 치료를 받으러 오는 경우를 볼 수 있다.

환경적인 요인

- 혀의 크기가 크거나 혀를 아래턱 안쪽에 대는 습관 등으로 인해 아래턱의 성장을 자극하여 아래턱이 크게 발달할 수 있다.
- 위아래 앞니의 유치가 영구치로 교환되는 시기만6세에 반대교합아래 치아가 위치아를 덮는 교합이 가성 주걱턱에서 진성 주걱턱골격성 3급 부정교합으로 발전할 수 있다.
- 유치 영구치 교환시기만6세~만12세에 어금니를 일찍 잃거나 치아의 씹는 면이 닳아 교합평면치아의 씹는면이 이루는 가상평면이 평평해진 경우 아래턱이 전방으로 회전되어 나타날 수 있다.
- 그밖에도 원인들이 많기 때문에 정확한 원인을 밝히기는 쉽지 않다.

> **주걱턱의 발생빈도**
>
> 동양인 특히 동북아시아사람^{한국, 중국, 일본}에서는 골격부정교합의 약 40%정도가 주걱턱^{3급 부정교합}이며 서양인에서는 약 40%정도가 무턱^{2급 부정교합}이다.

원인에 따른 주걱턱의 종류

기능성(근육성)주걱턱

유치열기나 혼합치열기^{유치가 영구치로 바뀌는 나이로 6세~9세사이}에 발생하는 가성^{가짜} 주걱턱을 말한다. 주로 위아래 앞니가 영구치로 바뀔 때 치아가 나오는 방향이 잘못되어 반대로 맞물리게 되면서 생기게 된다. 조기에 치료하지 않으면 골격성 주걱턱으로 이행될 수 있으므로 예방차원에서 교정치료를 서두르는 것이 좋다

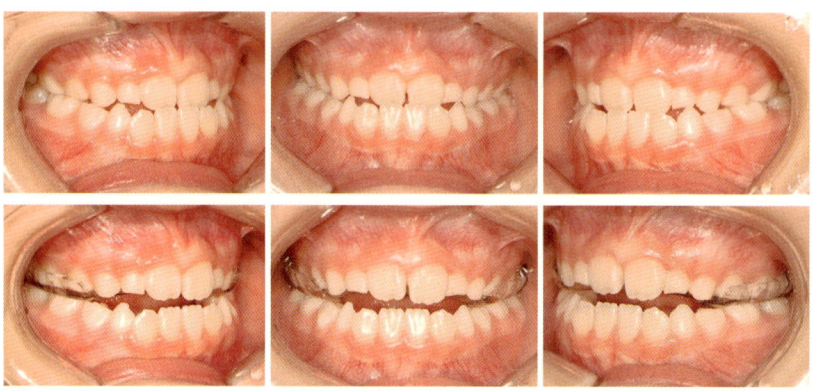

교정치료 전 구강 내 모습

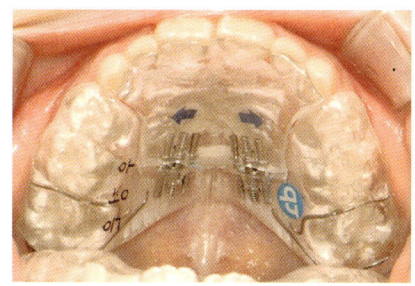 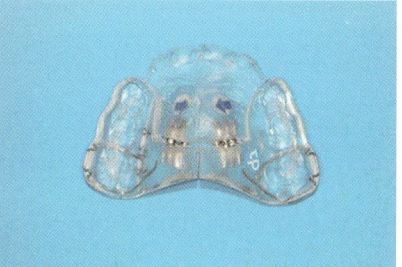

교정장치를 장착한 구강 내 모습

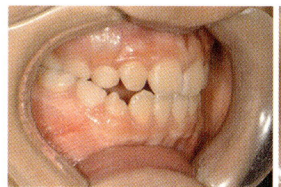 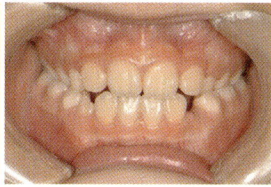 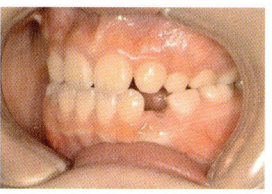

교정치료 후 구강 내 모습

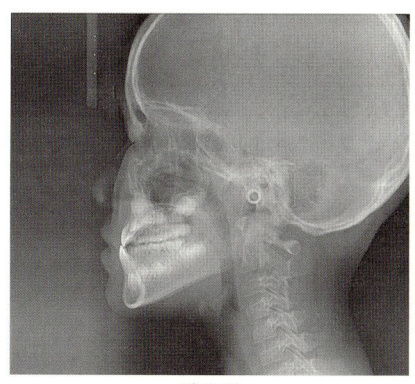 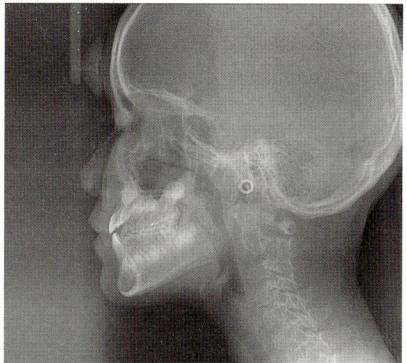

차료 전 차료 후

골격성 주걱턱

주로 유전적인 원인에 의해 발생하며 유치와 영구치가 교환되는 혼합치열기(6세~12세 사이)에 어금니 부위의 교합의 변화로 인해 생기기도 한다.

> **골격성 주걱턱의 분류(한만형 분류법)**
>
> 제1형 하악의 과성장으로 인한 주걱턱
>
> 제2형 상악의 열성장으로 인한 주걱턱
>
> 제3형 상악의 열성장과 하악의 과성장이 혼재된 형태의 주걱턱

골격성 주걱턱을 치료해야 하는 이유

심미적인 이유

- 광대뼈가 평평하고 얼굴이 넓어 평면적인 얼굴 모습이다.
- 아래턱이 길고 커서 고집스럽고 강한 인상을 준다. 코끝에서 윗입술까지의 거리 : 아랫입술에서 턱끝까지의 거리 = 1:2가 정상인데 1:3정도의 비율을 갖는다.
- 아래입술이 앞으로 나와 있어 화가 난 듯한 표정을 보인다.

저작장애

- 위 앞니는 앞으로 나와 있고 아래 앞니는 뒤로 기울어져 있어서 위아래 앞니가 잘 맞지 않기 때문에 앞니로 국수종류를 잘 끊을 수 없다.
- 위 아래 어금니 부위의 교합이 잘 맞지 않아서 음식을 잘 씹을 수 없다.

발음장애

아래 앞니가 위 앞니보다 앞으로 나와 있어서 위아래 앞니 사이에 공간이 생겨 발음이 샌다. 'ㅅ, ㅈ, ㅊ'의 치음, 'ㅁ, ㅂ, ㅍ'의 순음, 영어의 'F, S'와 같은 무성음의 발음이 부정확하다.

주걱턱 환자의 얼굴 모습의 특징

하악각(아래턱 끝의 각진 부위가 이루는 각도)이 심한 둔각을 이룬다. 하악각은 120°~130°가 정상이며 하악각이 클 수록 아래턱이 길고 크게 된다.

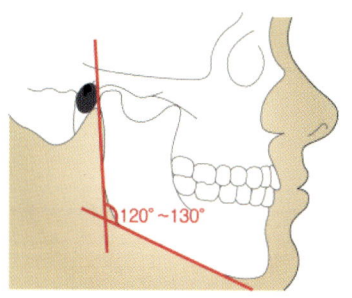 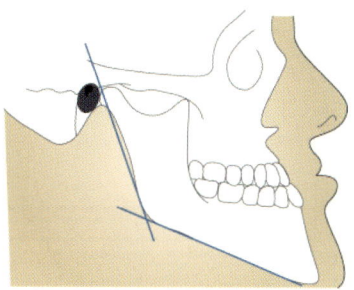

턱 끝이 전방으로 뾰족하게 돌출되어 있다. 턱 끝의 각도는 70°~72°가 정상이며 예각이 될 수록 턱 끝이 뾰족하게 돌출된다.

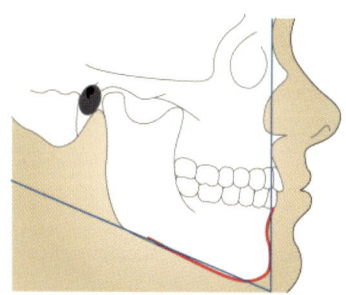 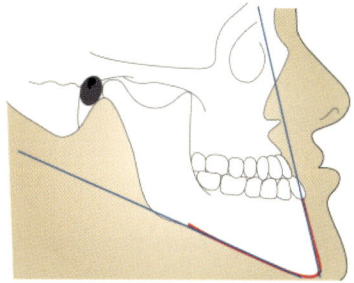

위턱은 들어가고 아래턱은 나와서 얼굴의 가운데 부분이 오목하게 들어가서 초승달 모습을 보인다.

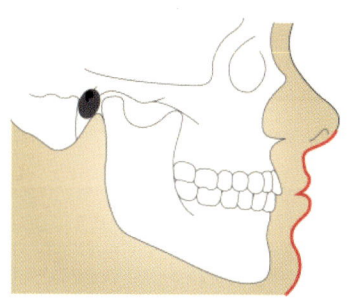 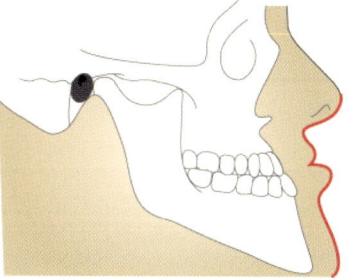

비순각코와 윗입술이 이루는 각도이 예각을 이룬다. 비순각은 110°정도가 정상이나 주걱턱에서는 80°이하인 경우를 많이 볼 수 있다.

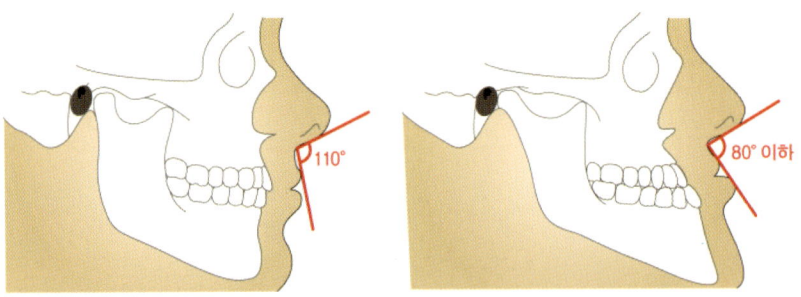

정상인은 윗입술과 아랫입술이 가지런히 나와 있는데 비해 주걱턱 환자는 아랫입술이 더 많이 나와 있다.

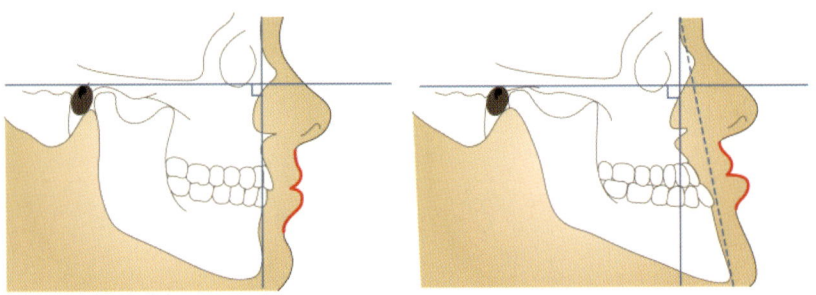

위아래 입술이 만나서 이루는 평면상하순접선평면이 예각을 이룬다.

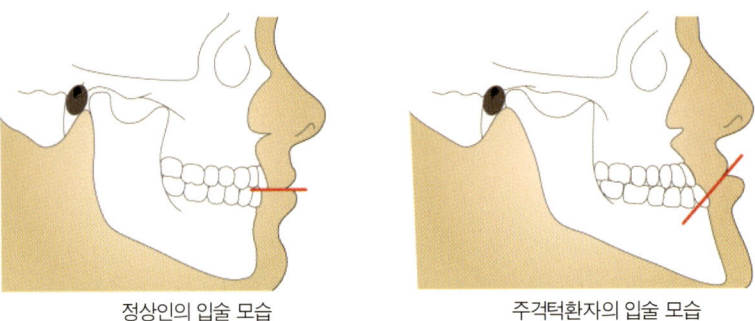

정상인의 입술 모습   주걱턱환자의 입술 모습

골격성 주걱턱의 치료

골격성 주걱턱의 치료는 매우 어렵지만 치료개념은 어찌보면 단순하다고 할 수 있다. 위턱의 성장이 부진한 경우에는 위턱의 성장을 유도시키는 장치를 사용하고 아래턱의 성장이 과도한 경우에는 아래턱의 성장을 억제시키는 장치를 사용하기 때문이다. 그러나 골격을 성장시키거나 억제시키는 것이 말처럼 결코 쉬운 일이 아니다.

기존의 골격성 주걱턱의 치료법

기존의 골격성 주걱턱의 교정치료법은 주걱턱의 원인을 규명하여 치료하는 것이 아니라 결과를 치료하는데 치중하여 발치교정이나 양악수술에 의존할 수 밖에 없다.

A) 발치교정

대부분의 경우 하악 제1소구치(아래 첫번째 작은 어금니) 2개 혹은 상하악 제1소구치 4개를 발치하고 그 자리에 하악 전치부(아래 앞니들)를 뒤로 밀어 넣고 상악 전치부(위 앞니들)를 앞으로 뻗치게 하여 상악 전치부가 하악전부를 살짝 덮어 반대교합만을 해소시켜 주는 정도에서 교정치료를 마무리한다. 그러나 이러한 방법은 경미한 주걱턱에서만 사용할 수 있으며 얼굴 모습에는 큰 변화를 기대할 수 없다.

위아래 첫번째 작은 어금니를 발치한 후 교정치료한 주걱턱 환자의 모형으로 위턱이 발육이 저성장되어 함몰되어 있으며 ←표 부위 위앞니들은 앞으로 뻗쳐있고 아래턱이 앞쪽으로 나온 상태에서 아래앞니들을 위앞니 안쪽으로 밀어 넣어서 뒤로 기울어져 있으며 그 결과 치근(치아의 뿌리)의 형태가 보이고 교합평면이 매우 불안정하다.

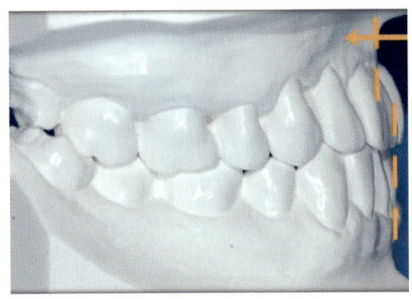 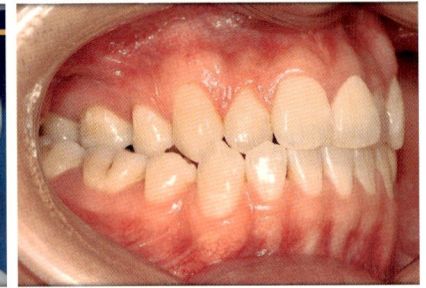

위아래 첫번째 작은 어금니 4개를 발치한 후 교정치료한 주걱턱 환자의 구강 내 모습으로 아직도 오른쪽 측절치작은 앞니부터 어금니부위까지 아래 치아가 위 치아를 덮는 반대교합을 보이고 있으며 아래 앞니들이 뒤로 기울어져 있다.

B) 훼이스마스크Face Mask나 친컵Chin Cup의 사용

위턱의 성장이 부진한 경우에는 훼이스 마스크를 사용하여 위턱의 성장을 유도하고 아래턱의 성장이 과도한 경우에는 친컵을 사용하여 아래턱의 성장을 억제시킨다.

하루에 10~14시간씩, 12~18개월 정도 착용해야 어느 정도 골격의 변화를 기대할 수 있다.

a) 훼이스 마스크Face Mask는 이마와 턱 끝을 지렛대로 사용하여 위턱의 성장을 유도시키는 장치인데 성장기에 두개골머리뼈의 성장에 영향을 줄 수 있으며 무리하게 아래턱을 뒤로 잡아당기면 턱관절장애나 목디스크를 유발시킬 수 있으므로 세심한 주의가 필요하다.

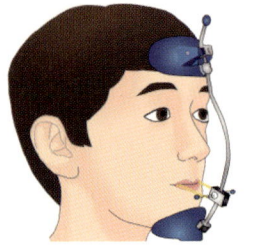

훼이스 마스크(Face Mask)를 장착한 모습

b) 친컵Chin Cup은 아래턱 끝에 컵모양의 턱걸이를 부착한 뒤 강력한 고무줄을 머리나 목에 걸어서 아래턱을 뒤로 잡아당기는 장치인데 하악과두 턱관절 내부에 있는 하악의 관절 머리 부분의 성장을 억제하여 변형을 초래할 수 있으며 결과적으로 턱관절 장애를 유발할 수 있으므로 주의해서 사용해야 한다.

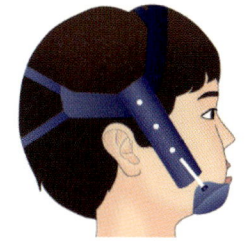

친컵(Chin Cup)을 장착한 모습

c) 양악수술

경미한 주걱턱 외에 중등도 이상의 심한 주걱턱은 교정치료만으로는 얼굴모습의 변화를 크게 기대할 수 없기 때문에 원치 않지만 어쩔 수 없이 양악수술을 선택할 수 밖에 없게 된다. 그러나 앞에서 기술했던 것처럼 양악수술에는 많은 부작용과 후유증이 따르기 때문에 신중한 선택을 해야 한다.

양악수술 후 재발 가능성(참고문헌 : 『양악수술의 두 얼굴』 김재승 저)

양악수술과 교정치료를 얼굴모습이 개선되었다 하더라도 시간이 니자면서 수술 전 상태로 10~20% 정도 다시 돌아갈 수 있다. 뿐만 아니라 교정치료 후에는 치열이 다시 원래 상태로 돌아가는 것을 방지하기 위하여 반드시 유지장치Retainer를 장기간 착용해야 한다.

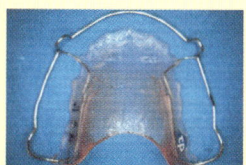 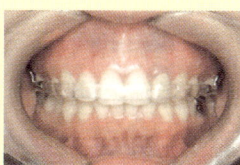 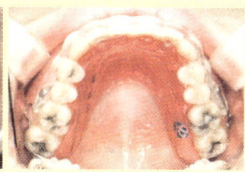

4D 입체 교정의 주걱턱 치료법

기존의 교정치료법으로는 주걱턱 얼굴모습을 크게 개선시켜 줄 수 없었기 때문에 어쩔 수 없이 양악수술을 선택할 수 밖에 없었다. 4D 입체 교정은 이러한 문제점을 해결하기 위하여 개발된 교정치료법으로 발치교정이나 훼이스마스크, 친컵 등을 전혀 사용하지 않고도 거의 양악수술과 유사한 효과를 얻을 수 있다는 장점을 가지고 있다.

기존의 교정치료법은 주로 교정용 브라켓Bracket이나 교정용 철사Orthodontic Wire에 의존하여 교정치료를 하였기 때문에 치열의 변화를 줄 뿐 골격의 변화는 전혀 기대할 수 없었다. 그러나 4D 입체 양악교정은 정형교정장치Orthopedic Appliance를 이용하여 저성장된 악궁치아가 배열되는 U자 형태의 턱뼈을 확장시키고 위아래턱의 위치관계를 개선시켜 주는 상악견인장치Maxilla Protracting Appliance 등을 이용하여 얼굴모습을 획기적으로 개선시켜 준다.

치 료 순 서

1 주걱턱의 원인을 규명하고 정확한 진단과 치료계획을 세운다.

원인보다는 결과를 치료하기 위하여 처음부터 끝까지 교정용 브라켓을 치아에 부착하여 치열만을 교정하는 기존의 교정치료법과는 달리 안면골격의 생김새, 구강상태를 검사한 후 여러장의 X-rayCephalo, Skull P-A, Panorama, TMJ series, C.T 등와 치아모형을 정밀하게 분석하여 주걱턱이 생기게 된 원인을 규명하고 정확한 진단을 한 후에 장기적인 치료계획을 세운다.

2 진단된 내용에 따라 각 환자에 맞는 정형교정장치Orthopedic Appliance를 제작하여 구강내에 장착시킨다.

예를 들면 상악위턱이 하악아래턱에 비해 작은 경우에는 상악을 확장시키는 정형교정장치를 구강내에 장착시키고 하악 악궁의 폭이 협소하거나 치열이 안으로 기울어져 있을 때는 하악의 상악을 확장시키는 정형교정장치를 장착시킨다.

3 위아래 턱의 위치관계를 개선시키기 위하여 구강내에 상악전방견인장치를 장착시킨다.

주걱턱 환자의 2/3 이상이 위턱이 아래턱에 비해 저성장 되어있기 때문에 위턱을 앞쪽으로 성장시키는 장치는 주걱턱 치료에 매우 유용하다.

4 악궁의 형태, 위아래 턱의 위치관계가 정상에 가깝게 개선되었다고 판단되면 교정용 브라켓과 교정용 철사를 이용하여 치열교정을 시작한다.

안면골격을 개선시키기 위하여 정형교정장치를 사용하여 약 70% 정도를 치료하고 치열을 가지런하게 배열시키고 교합을 맞추기 위해 치아에 교정용 브라켓을 부착하여 약 30%정도를 마무리한다.

5 개인맞춤형 3D입체 브라켓을 치아에 부착하여 입체적인 치열교정을 한다.

4D입체 양악 교정에서 사용하는 교정용 브라켓은 기존의 교정치료법에서 사용하는 브라켓과는 전혀 다르다. 시중에 판매되는 브라켓의 종류는 여러가지가 있으나 4D 입체 양악 교정에서 사용되는 브라켓은 각 환자의 악궁이나 치열의 형태에 따라 제작된 개인맞춤형 브라켓이기 때문이다. 각 환자의 모형상에서 양악수술을 시행한 모형을 제작한 다음 그 위에서 치아에 X-Y-Z축을 브라켓에 입력시켜서 3D 입체 브라켓을 제작한다.

6 치열이 정교하게 배열되면 최종적으로 안면비대칭 여부나 위 아래턱의 위치관계를 점검한다.

정교한 치아배열은 기본이고 위아래 치아의 정확한 교합관계, 교합평면_{치아의 씹는 면이 이루는 가상평면}, 턱관절의 위치관계 등을 세밀하게 파악하여 마무리

한다. 주걱턱 환자는 정상교합보다 아래치아가 앞쪽에 위치하므로 교합이 잘 맞지 않는다. 그러므로 맨 뒤 어금니부터 하나씩 차례로 뒤로 밀어서 어금니의 교합을 정확하게 맞추는 것이 매우 중요하다.

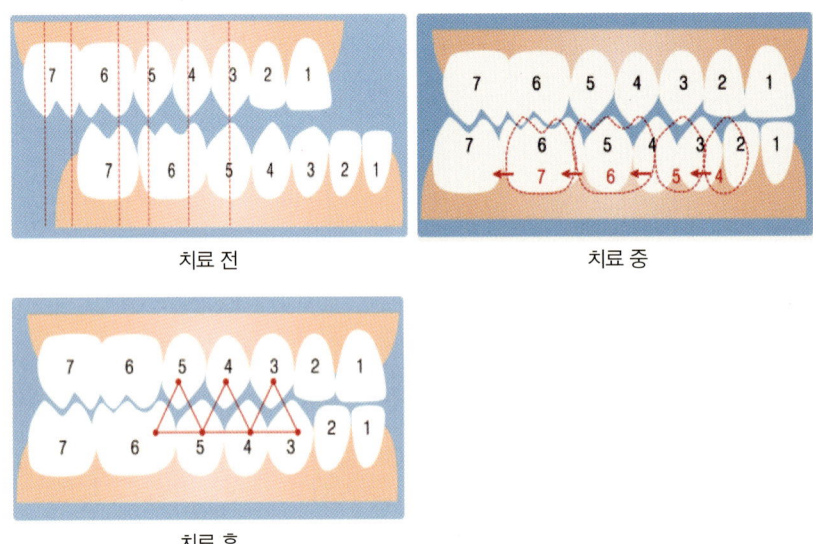

치료 전   치료 중

치료 후

7 교정치료가 끝나면 유지장치Retainer를 제작하지 않고 투명교정장치Invisalign를 이용하여 보다 정교한 치열교정을 하여 마무리한다.

기존의 교정치료법에서는 재발치열이 원래상태로 돌아가는 것을 방지하기 위하여 반드시 오랫동안 유지장치를 구강내에 장착해야 한다. 그러나 4D 입체 교정이 끝나면 거의 재발이 없기 때문에 유지장치를 장착 할 필요가 없다.

그 이유는 4D입체 교정은 치열 교정 치료Orthodontic Treatment를 하는 것이 아니라 위, 아래턱의 골격을 변화시키는 정형 교정 치료Orthopedic Treatment를 하여 자연스러운 골격의 변화와 함께 근육의 변화를 유도하기 때문이다. 뿐만 아니라 교정치료가 끝나고 3~4년 후에는 훨씬 더 얼굴모습이 자연스럽게 변화하는 것을 볼 수 있다. 그 이유는 앞니부터 어금니까지 정교한 교합관계를 만들어줌으로써 음식을 잘 씹을 수 있게 되어 안면골격과 근육이 골고루 자연스럽게 발달하기 때문이다.

양악수술이 끝나고 2~3년 후에 수술 전 상태로 10~20%정도 다시 돌아가는 것과는 대조적이라 할 수 있다.

4D입체 교정으로 치료한 주걱턱 환자의 치료 증례

다음의 다양한 증례들은 양악수술 없이 교정치료만으로도 얼굴모습이 개선될 수 있다는 것을 보여준다.

■ 다음은 23세 여성 환자로서 약 2년 6개월 정도의 4D입체교정으로 얼굴모습이 현저하게 개선된 것을 볼 수 있다.

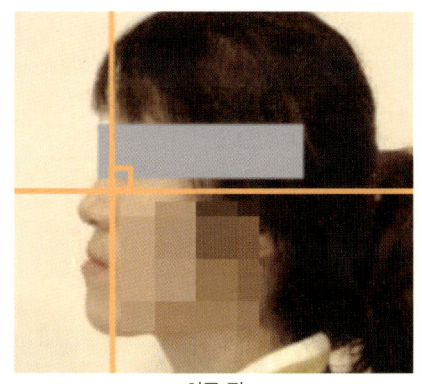 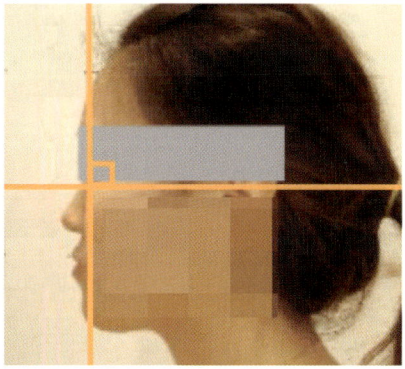

치료 전 　　　　　　　　　　　치료 후

- 치료 전에는 위턱에 비해 아래턱이 훨씬 더 나와 심한 주걱턱 모습을 보였으나 치료 후에는 정상적인 얼굴 모습을 갖게 되었다.
- 치료 전에는 심한 둔각을 이루고 있었으나 치료 후에는 정상적인 하악각을 보인다.
- 치료 전에는 긴 턱선을 보이고 있었으나 치료 후에는 정상적인 턱선을 보이고 있다.

- 치료 전에는 이마와 뒤통수가 납작하였으나 치료 후에는 이마와 뒤통수가 나와 전체적인 두개골의 형태가 동그랗게 변화하였다.
- 치료 전에는 아랫입술이 윗입술보다 나와 있었으나 치료 후에는 아랫입술이 윗입술보다 안으로 들어가게 되었다.
- 치료전에는 아래턱이 길어 전체적으로 긴 얼굴을 보였으나 아래턱이 들어가고 짧아지면서 정상적인 얼굴의 길이로 변화 하였다.

■ 다음은 27세 여성 환자로서 약 2년 정도의 4D입체 교정으로 얼굴 모습이 현저하게 개선된 것을 볼 수 있다.

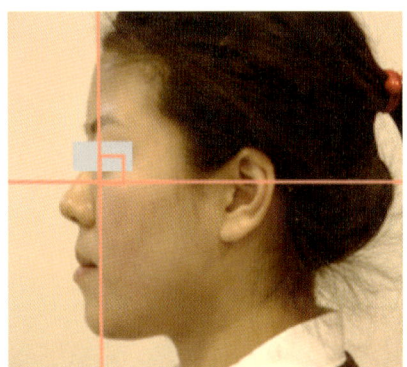
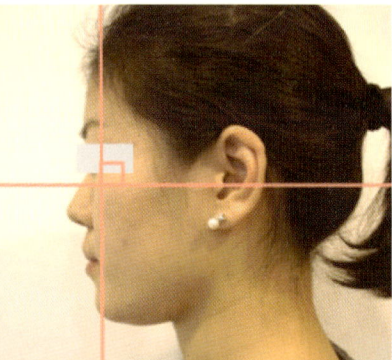

치료 전　　　　　　　　　치료 후

- 치료 전에는 위턱에 비해 아래턱이 훨씬 더 나와 심한 주걱턱 모습을 보였으나 치료 후에는 정상적인 얼굴 모습을 갖게 되었다.
- 치료 전에는 하악각이 심한 둔각을 이루고 있었으나 치료 후에는 정상적인 하악각을 보인다.
- 치료 전에는 긴 턱선을 보이고 있었으나 치료 후에는 정상적인 턱선을 보이고 있다.
- 치료 전에는 이마와 뒤통수가 납작하였으나 치료 후에는 이마와 뒤통수가 나와 전체적인 두개골의 형태가 동그랗게 변화하였다.
- 치료 전에는 아랫입술이 윗입술보다 나와 있었으나 치료 후에는 아랫

입술이 윗입술보다 안으로 들어가게 되었다.
- 치료 전에는 아래턱이 길어 전체적으로 긴 얼굴을 보였으나 아래턱이 들어가고 짧아지면서 정상적인 얼굴의 길이로 변화 하였다.
- 치료 전에는 긴 턱선을 보이고 있었으나 치료 후에는 정상적인 턱선을 보이고 있다.

■ 다음은 25세 여성 환자로서 약 1년 8개월 경과 후 얼굴모습이 현저하게 얼굴모습이 개선된 것을 볼 수 있다.

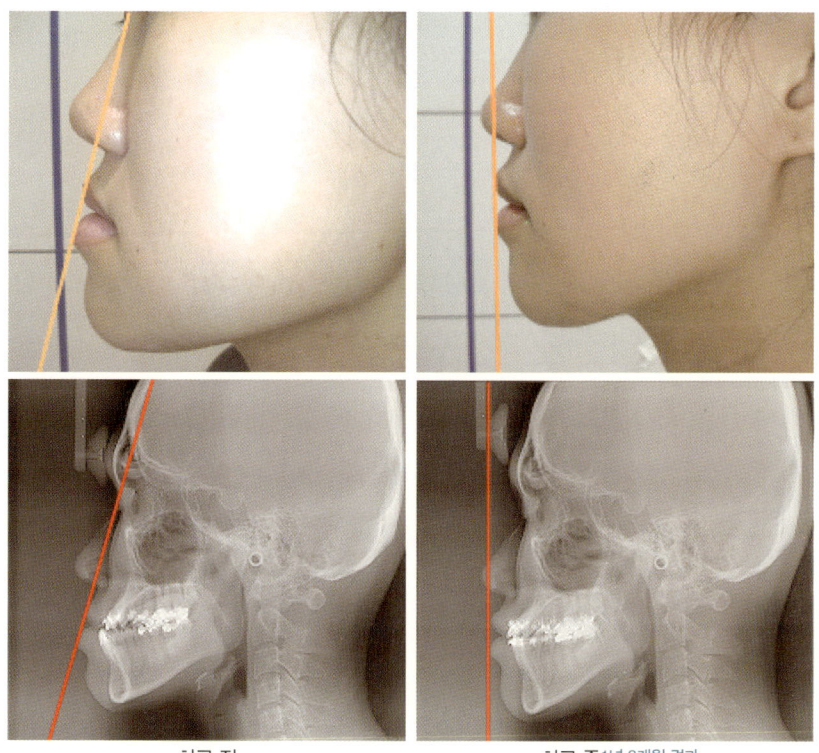

치료 전   치료 중1년 8개월 경과

- 치료 전에는 위턱에 비해 아래턱이 훨씬 나와 심한 주걱턱 모습을 보인다.
- 치료 전에는 위아래 입술을 연결한 선이 바깥쪽으로 심한 경사를 보인다.

- 치료 전에는 하악각이 둔각을 이룬다.
- 치료 전에는 긴 턱선을 보인다.
- 치료 중에는 정상적인 얼굴 모습을 보인다.
- 치료 중에는 위아래 입술을 연결한 선이 정상적인 경사를 보인다.
- 치료 중에는 하악각이 거의 정상적 각도를 보인다.
- 치료 중에는 정상적인 턱선을 보인다.

■ 다음은 15세의 여성 환자로서 약 2년 6개월의 4D입체교정 치료로 얼굴모습은물론 전체적인 두개골(머리뼈)의 모습까지 현저하게 개선되어 정상적인 얼굴 모습으로 변해가는 것을 볼 수 있다.

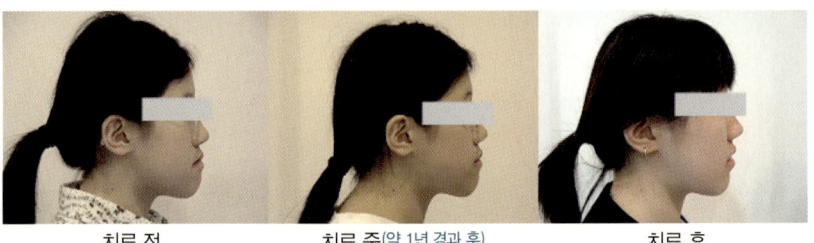

치료 전 　　　　　치료 중(약 1년 경과 후) 　　　　　치료 후

■ 다음의 환자는 16세 남성 환자로서 약 6개월간의 정형 교정치료만으로 치열과 얼굴모습이 현저하게 개선된 모습을 볼 수 있다.

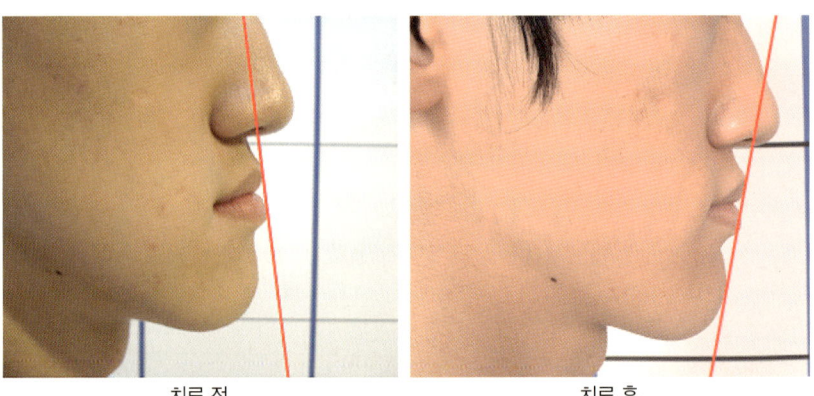

치료 전 　　　　　치료 후

- 치료 전에는 위턱에 비해 아래턱이 훨씬 많이 나와 위·아래 입술을 연결한 선이 외측으로 심한 경사도를 보였으나 정형교정 치료 후에는 정상적인 경사도_{내측으로 약 2°정도}를 보인다.
- 치료 전에는 하악각이 둔각을 보이고 턱선이 매우 길었으나 정형교정 치료 후에는 하악각이 거의 정상적인 각도_{약 120°~130°}에 가깝게 되었으며 턱선이 짧아진 것을 볼 수 있다.

두부 측모 X-ray 사진상에서 볼 때 약 1년 8개월의 4D입체교정치료로 앞니부분의 반대교합이 정상교합으로 바뀌었으며 위·아래 입술 모습이 정상적인 모습으로 변하였으며 아래턱이 현저하게 안으로 들어간 것을 볼 수 있다. 뿐만 아니라 일자목이 약간의 'C자'형 목으로 변해가고 있다.

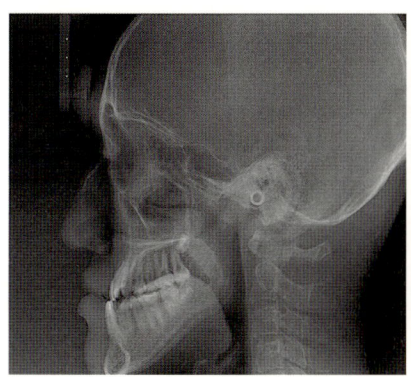 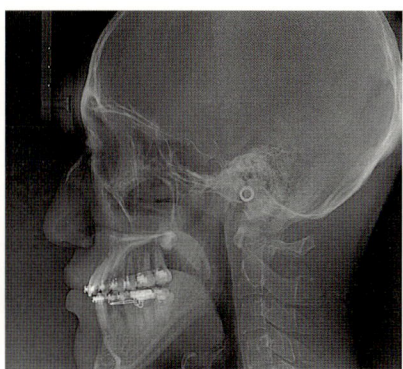

치료 전 / 치료 중 1년 8개월

아래턱이 위턱을 덮고 있으며 앞니부터 어금니까지 반대교합을 보이고 있다. 아래 첫 번째 어금니와 위 첫 번째 어금니의 간격이 약 12mm 정도 차이가 나 있다.

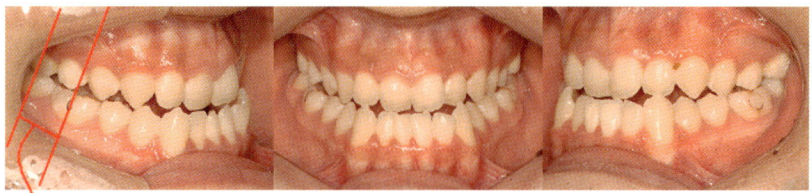

12mm / 치료 전

위턱이 아래턱을 덮게 되었으며 앞니부터 어금니까지 반대교합이 해소되었다. 아래 첫 번째 어금니와 위 첫 번째 어금니의 간격이 약 5mm 정도로 줄어들었다.

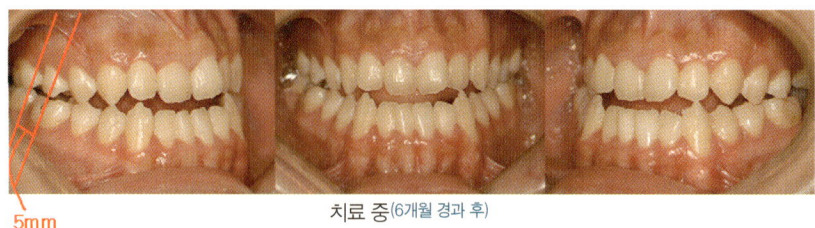

치료 중(6개월 경과 후)

위 앞니가 아래 앞니를 2mm 가량 덮게 되었으며 위·아래 첫번째 어금니의 교합상태가 정상적으로 개선되었다.

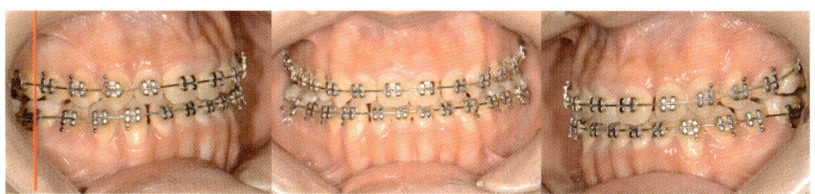

치료 중(1년 8개월 경과)

■ 다음은 16세의 여성 환자로서 약 2년의 4D입체교정 치료로 반대교합과 불규칙한 치열이 정상교합과 예쁘고 가지런한 치열로 개선 되었다.

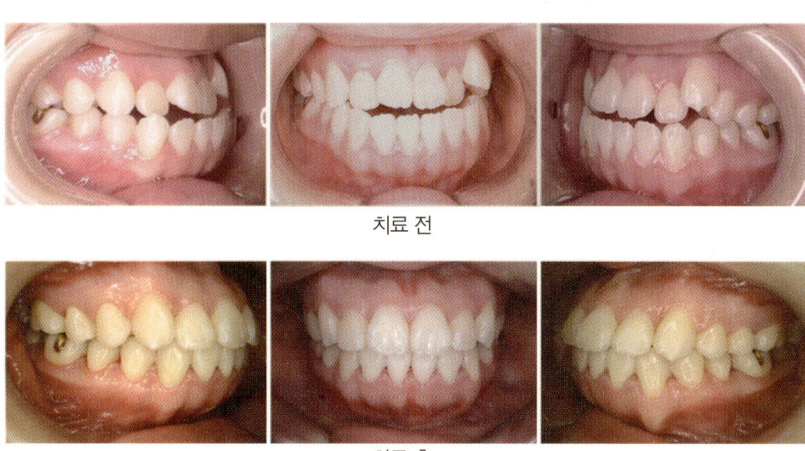

치료 전

치료 후

■ 다음은 42세의 여성 환자로서 약2년의 4D 입체 교정 치료로 반대교합과 불규칙한 치열이 정상 교합과 가지런한 치열로 개선되었다. 위 앞니가 약간 뻐드렁니처럼 보이는 것이 약간 아쉬운 점으로 남는다. 환자는 이 정도로 만족한다고 하며 더 이상의 교정 치료를 하지 않았다.

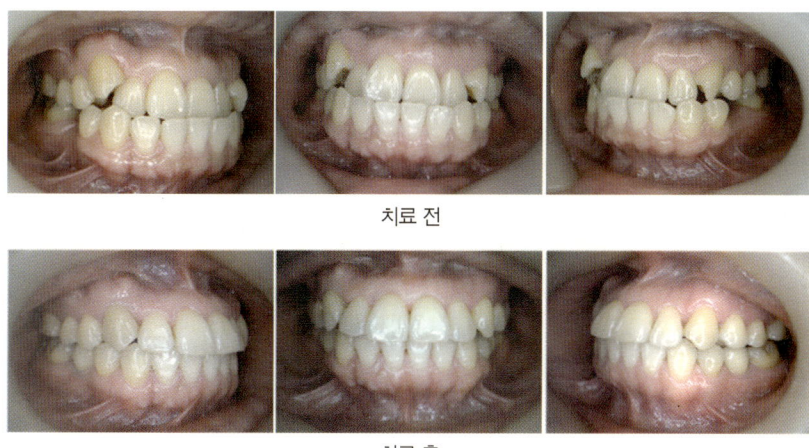

치료 전

치료 후

■ 다음은 24세의 여성 환자로서 약 2년 6개월의 4D 입체 교정 치료로 심한 반대교합과 안면비대칭이 개선되고 예쁘고 가지런한 치열을 갖게 되었다.

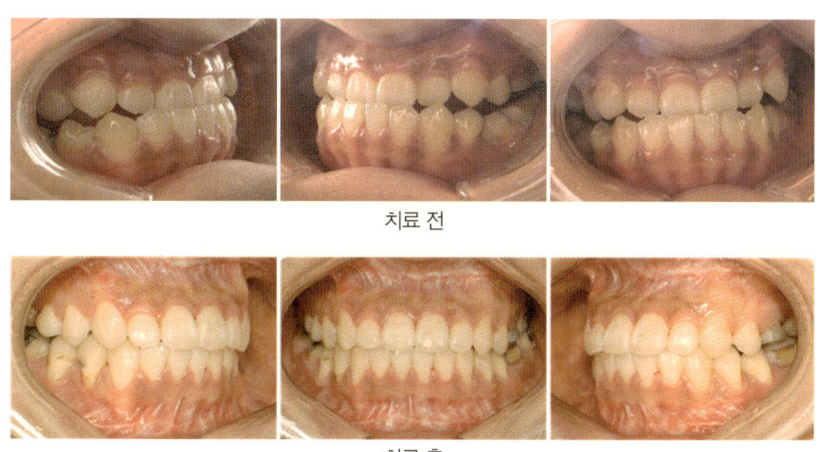

치료 전

치료 후

■ 다음은 21세의 남성 환자로서 약 2년의 4D 입체 교정 치료로 반대교합, 안면비대칭, 개구교합을 함께 가지고 있는 심한 골격성 부정교합이 정상교합은 물론 예쁘고 가지런한 치열로 개선되었다.

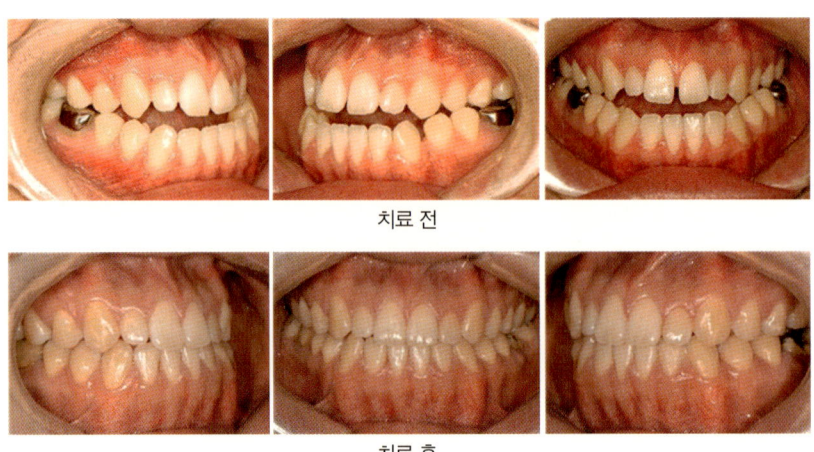

치료 전

치료 후

홍콩에서도 못고치는 주걱턱 4D입체교정으로 기적같은 결과

4D입체 교정으로 치료한 주걱턱환자의 치료 후기

나는 홍콩에서 산지 21년째 되는 재외국민이다. 홍콩보다 한국이 의료수준이 높은 편이지만 오래 살다 보니 웬만하면 현지병원을 이용하려 한다. 하지만 아들 석인이의 경우 원래는 정상얼굴이었는데 만15세가 된 2011년 겨울 무렵부터 서서히 주걱턱 모양으로 변하고, 잘 씹어 먹지 못하는 현상이 두드려졌다. 현지 전문병원을 몇 군데를 다니면서 상담해 보았으나 병원마다 부정교합이 너무 심하고 치료할 시기를 놓쳐 교정이 불가하다며, 20살이 되면 수술하러 오라고 했다. 참 기가 막혔다.

나는 양악수술이 얼마나 위험하고 부작용도 많은지 알고 있기에 심히 낙심이 됐으나 교정이 불가능하다고 하여 포기하고 있었다. 그런데 아들 석인이가 점점 음식을 먹지 못하며 고통을 호소하여, 한국 인터넷 사이트 여기저기를 뒤져보기 시작했다. 광고를 많이 하는 유명한 치과들은 모두 수술 혹은 발치를 병행하는 교정을 하고 있었다. 수술을 하지 않고, 교정만으로 치료하는 병원을 찾던 중, 한만형 치과를 발견했다.

한만형 원장의 턱관절연구에 관한 내용이 상세하게 실려 있어서 자세히 숙독하면서 신뢰감이 들었고, 무엇보다 수술이나 발치를 전혀 하지 않는 순수 교정방법이 마음에 쏙 들었다.

그래서 2012년 7월에 한국에 내원하여 진단과 상담을 받았는데, 석인이의 경우는 가장 심한 단계이며 어른이라면 수술을 권하겠는데, 아직 학생이니 희망을 가지고 해보자고… 아주 자세하게 설명을 해주셨다. 지금은 어려서 수술도 못하고 당장 아이가 고통스러워하는데 부모로서는 지푸라기라도 잡는 심정으로 선택할 수밖에 없었다.

무슨 치료든 의사와 환자 간에 신뢰감이 우선인데, 상담하면서 원장선생님에 대한 믿음이 생겼고 여길 찾아오길 잘했다는 생각이 들었다. 그런데 가장 큰 장애는 해외에 살고 있어서 수시로 오기가 쉽지 않고, 아이가 학교에 다니므로 치료일정을 맞추기가 어려웠다. 그래도 휴일이나 방학을 이용하여 최대한 일정을 맞추려고 노력했고, 한원장님도 최선을 다해 치료해 주셔서 날이 갈수록 아들이 조금씩 변해가는 모습을 보면서, 정말이지 내가 밥맛이 돌아왔다. 뾰족하게 나왔던 주걱턱이 점점 없어지고, 윗니가 앞으로 나오기 시작했고 계속된 치료로 드디어 윗니가 아랫니를 덮기 시작했다. Miracle~! 기적이 일어난 것이다.

무엇보다 감사한 것은 아이가 밥 먹을 때 한 시간 이상씩 소요하며 식사하기를 힘들어 했는데, 이젠 그전보다 훨씬 잘 씹어 먹을 수 있게 됐다. 쾌활하게 변한 아들 녀석을 보면서 애비로서 뿌듯함을 느꼈다. 처음에 원장선생님은 치료기간이 3년 이상 소요될지도 모른다고 하셨는데, 올해 2014년 여름까지 2년간의 치료로 엄청난 결과가 나온 것이다.

이제 남은 것은 어금니 부분이 완전히 잘 맞게 되도록, 석인이가 열심히 고무줄을 껴서 완벽하게 교정되는 좋은 결과가 나오기를 기대하고 있다. 성실한 치과와 훌륭하신 선생님을 만날 수 있어서 감사하고, 치료가 순조롭게 잘 진행되어 정말 감사한 마음뿐이다.

100% 이상으로 만족하실 것입니다.

저는 주걱턱에 부정교합이라 철들면서부터 사진 찍을 때 잘 웃지도 못하고 자신감이 없었습니다. 어릴 때 부모님께서 치아교정을 해 주시려고 했었는데, 당시에는 치과의사들에게도 어려운 케이스였는지 모험이나 마찬가지라고 하여 선뜻 하지 못하고 자랐습니다.

성인이 되서 치과를 몇 군데 찾아갔지만 양악수술이 아니면 안 될 거라는 식이어서 실망을 하고 있던 찰나에 여동생이 인터넷 검색을 하다가, 우연히 한만형 치과를 알게 되었고, 제가 적극적으로 알아봐서 면담을 하게 되었지요. 원장님께서는 여러 가지 케이스를 사진으로 보여주셨는데 솔직히 직장인으로서 비용은 큰 부담이었습니다. 그렇지만 여러 환자들의 사진을 보고 원장님께서 확신에 찬 모습으로 말씀을 하셔서 양악수술 하는 것 보다는 훨씬 낫겠다는 생각으로 원장님을 믿고 치료를 시작하게 되었습니다. 2011년 11월 가을이었던 것 같아요.

제가 막연하게 생각했던 교정처럼 처음부터 브래킷을 껴서 시작하는 게 아니었고, 악궁을 늘리는 장치를 쓰고, 잇몸에 핀을 박아 뒤쪽으로 치아를 당기는 시술까지, 여러 단계가 있었고, 분명 눈으로 제 치아가 변화되는 모습을 확연하게 느낄 수 있었습니다.

물론 아프지 않다고 하면 거짓말이지만, 그렇다고 뼈를 깎는 고통은 아니고요, 교정하는 사람들이라면 누구나 느끼는 그런 고통일겁니다. 아무튼 제 케이스가 일반인들보다 조금 심해서 그런지 기간은 오래 걸린 것 같습니다. 아마 올여름에는 완전히 끝날 것 같은데 저는 대만족입니다. 심지어 5년 전에 알았던 사람을 만났는데 저를 못 알아볼 정도였으니까요. ㅎㅎㅎ

예전에는 입을 크게 벌리면 양쪽 턱이 이상하게 걸리는 느낌이었는데 지금은 그런 것도 감쪽같이 사라졌고, 처음 엑스레이사진과 지금 엑스레이사진을 비교해 보면 정말 신기하게도 정상인의 모습이 보입니다. 그리고 더 희한한 것은 얼굴은 물론이고, 두개골의 모습까지 바뀌어 있더군요. 이 대목에서 정말 놀라지 않을 수 없었습니다.

양악을 바로잡으니 얼굴뿐만 아니라, 두개골도 단정하게 변한 모습에서 완전히 새로 태어난 기분입니다. 저는 확신합니다. 양악수술 하려고 망설이시는 분들은 주저하지 말고 한만형 치과로 가라고 추천합니다.

이런글을 쓴다고 뭐 저한테 떡고물이 떨어지는 것도 아니지만, 저의 만족감을 자신있게 표하고 싶었고, 그리고 한원장님의 넉넉한 인품에 감동하여 이렇게 글을 쓰게 되었습니다. 한마디로 한원장님은 이렇게 말씀하시더군요. "체형교정은 운동치료입니다. 운동으로 근육을 바로 써서 근육이 바로잡혀 멋있는 체형을 유지하도록 만들 듯이, 교정도 마찬가지랍니다. 치아를 바르게 만들면 두개골도 바르게 자리를 잡아, 얼굴이 예쁜 모양으로 변하는 겁니다." 저는 누구에게도 추천할 수 있습니다.

원장님을 믿으시고 따라오시면 100% 이상으로 만족하실 거예요.

6개월만에 외모가 변해서 정말 신기해요

어렸을 때부터 주걱턱에 대해 스트레스가 심했지만 교정할 생각은 딱히 안했습니다.

하지만 대학교를 들어가면서부터 몇몇 연예인들이 양악수술을 하더니 양악수술이 열풍처럼 불더라구요.

광고의 드라마틱한 효과에 혹해서 부모님을 설득했지만 부작용의 이유 등으로 양악수술 만큼은 절대 안된다고 하시더라구요. 그 뒤로 교정이라도 해보겠다며 유명하다는 치과는 다 가서 상담받은 것 같아요.

갈 때마다 무조건 양악수술을 동반해야 교정이 가능하다고 하시더라구요. 양악수술을 받지 않고 교정만으로 교합을 맞출 경우 주걱턱이 더 도드라질 수 밖에 없다고 하시면서요. 상담을 받을 때마다 전 양악수술을 받고 싶은 마음이 점점 더 굴뚝같았지만, 부모님은 끝까지 반대하셨어요. 그러다가 인터넷 검색 끝에 한만형 치과를 알게 되어 상담을 받게 되었고, 원장님은 양악수술 없이 교정만으로도 치료가 가능하다고 하셨어요. 물론 외모적인 변화까지요. 반신반의했지만 원장님이 워낙 자신있게 말씀하셔서 교정을 시작했습니다. 사실 수술없이 교정 가능하다고 한 곳이 여기 말고는 없었거든요.

그 결과 대 만족입니다. 아직 교정이 완전히 끝나지는 않았지만 저와

안 지 얼마 안 된 사람들은 다 저보고 왜 교정하냐고 물어봐요. 제가 봐도 외모적으로 정말 많이 변했어요. 교정 시작하고 6개월 정도 지나니까 친구들도 변화를 알아보더라구요. 그 때 변화가 전부일 줄 알았는데 시간이 지나면 지날수록 외적으로도 더 만족스럽게 변하더라구요. 여러 병원에서 다 수술없이는 안 된다고 했는데 정말 신기해요^^

물론 외적으로도 변했지만 또 한 가지 만족스러운 점은 교정하면 많이 아프다고들 하는데, 교정하는 몇 년 동안 아팠던 적은 거의 없어요. 주걱턱이다 보니 음식 씹는 것도 좀 어려웠는데 이제 그런 것 두 없구요.

주걱턱으로 고민하시는 분들 한만형 치과 완전 추천합니다.

튀어나와 보이던 턱 역시 들어가 보여

저는 이번 달에 주걱턱 교정치료를 끝낸 환자입니다. 우선 만족스런 교정을 해주신 선생님께 감사도 드리고, 또한 후에 교정을 받을 환자분들을 위해 이렇게 글을 남겨볼까 합니다.

사실 저는 치기공과 학생인데 학교에 입학하기 전까지는 부정교합의 위험성에 대해서 잘 몰랐습니다. 하지만 학교에서 여러 가지 지식을 배우다 보니, 부정교합의 경우 처음에는 큰 문제가 안 될지는 모르겠지만, 후에 악관절 이상이나 치아의 조기 발치 등의 문제가 발생할 수 있다고 해서 꼭 교정을 해야겠다는 생각을 하고 있었습니다.

하지만 주위에 물어봐도 주걱턱 같은 경우에는 발치를 해야 한다든가 아니면 양악수술을 해야 한다는 것이 대다수였습니다. 하지만 저는 치아를 빼기는 싫었고 양악수술을 하기는 더더욱 싫었습니다.

그러던 도중 교정기공소에서 일을 하고 있는 누나의 추천을 받아 '한만형 치과'란 곳을 추천을 받게 되었는데 일단 처음에 가장 마음에 들었던 것은 항상 고민을 하던 양악수술도 안하고 발치 또한 안한다고 하는 점이었습니다. 그래서 찾아간 한만형 치과. 우선 처음 치과치료를 위해 상담을 받았을 때, 선생님은 어깨라 든지, 허리라 든지 오히려 악관절과 관계가 없을 것 같은 부위들의 통증들을 물어보셨습니다.

나중에 설명해 주시는 것을 들어보니 악관절 이상으로 목이나 어깨의 비대칭으로 인해 몸의 이상이 올 수 있다는 것이었습니다. 그렇게 전신사진도 찍고 X-ray도 찍고 여러 가지 몸의 검사를 받았습니다. 그리고 그 자료를 시작으로 치료를 하기 시작했고, 처음 시작을 할 때 선생님은 중간 과정 중에 분명 마음에 안들 수 있겠지만 자신을 믿고 따라 오라고 하셨습니다.

그렇게 선생님을 믿고 시작한 치료. 처음에는 치료가 되고 있는 것이 맞는지 의심도 많이 들었지만, 그래도 그 명성을 신뢰했기에 끝까지 선생님을 믿고 치료를 진행했습니다.

그렇게 치료를 한지 어느덧 1년 반. 다른 치과에서 교정을 했다면 아직 반 정도도 치료가 안 끝났을 시간이지만, 저 같은 경우는 어느새 치료가 끝나 있었습니다. 저는 치료를 마친 치아를 거울에 비추어 보았습니다. 어느덧 튀어나와있던 아랫니는 윗니에 덮여 있었고, 삐뚤어져 있던 턱 역시 올바르게 돌아와 있었습니다. 그리고 튀어나와 보이던 턱 역시 들어가 보였습니다.

물론 지금도 미세한 세부 교정을 조금 더 해야 하겠지만, 그래도 오늘처럼 지금의 모습을 만들어 주신 선생님께 감사드리고 그동안의 수고에 대해서도 다시 감사를 드립니다.

주걱턱의 악몽에서 벗어나다

주걱턱의 악몽. 조금 긴 이야기를 시작하겠습니다. 꼬꼬마 시절 주변에서 친구들이 교정을 한다는 이야기를 많이 들었습니다. 그 당시 저는 아무생각 없이 그 친구들 이야기를 들으며 교정은 왜하냐? 그게 뭐지? ㅋㅋ 하며 웃어 넘겼습니다.

세상에서 제 자신이 가장 잘생긴 줄 알던 저였으니까요. 그 당시 저는 서울 서대문 근처에 살았습니다. 동네 친구들과 매일 마다 1500원 이하의 맛있는 불량식품과 바삭바삭이라면 뭐든지 먹으러 다니는 그런 철없고 어리광부리던 아이였습니다. 초등학교 2학년 쯤 부터 6학년이 될 때까지 4년 정도 동네를 탐험하던 전형적인 어린아이였으니까요.

6학년이 되고 사춘기에 접어들 무렵. 친한 한 여자 동창생이 어금니가 아프다, 미치겠다, 등등의 말을 하면서 교정한 것을 보여주면서 나름 자신이 예뻐지지 않았냐 등등의 말을 돌려 말하는 것을 보고 한편으로는 짜증이 나면서도 머리속에 충격이 왔습니다. 진짜로 좀 예뻐 진 것 같기도 하고 치아란 게 중요한가? 라는 생각이 알게 모르게 들었던 것 같습니다. 그렇게 자라고 자라서 꼬꼬마에서 벗어나 중학교 교복을 입었습니다.

교복을 입고 초등학생 때와 마찬가지로 생각 없이 놀던 시절 중에 친구들이 저보고 자꾸 얼굴이 크다, 치아가 이상하다 등등의 말들을 했습니다. 역시나 저는 제가 세상에서 제일 잘생기고 멋있는 줄 알았기 때문에 쿨한 척, 아무렇지 않은 척했지만, 외모의 대한 온갖 생각들이 제 신경을 괴롭혔습니다. 제가 교정을 확실히 받아야겠다라는 생각을 하게 된 시점은 성장이 거의 끝나기 직전인 고등학생 무렵, 어느 날 학교에서 수업을 받기 전, 아침부터 치아가 미친 듯이 아파오기 시작했습니다.

사랑니 때문이였을까요? 신경이 마비되면서 치아가 중요하구나하는 생각을 하게 되었습니다. 확실히는 잘 모르겠지만, 그때부터 얼굴형이 조금 달라졌고, 치열이 이상해진다는 느낌을 많이 받았습니다. 그때 저는 확실히 고통을 느꼈고, 치아의 중요성을 실감하게 되었던 것 같습니다. 마침 그때 제방에 거울이 달렸었는데 하루에 수십 번 거울을 보면서 이런 각도, 저런 각도에서 얼굴을 살펴보다가, 제가 주걱턱이라는 사실을 알게 되었습니다.

처음에는 제가 그러러니 했지만 관상학적으로는 재물을 긁어모은다. 보기에 그렇게 티가 안 난다 등등을 생각하면서도 오징어 씹을 때 턱이 빠질 뻔 했고, 전부터 친구들이 했던 이야기들, 초등학생 시절 피카츄, 돈가스 먹다가 흔들린 기억. 헤드기어부터 내측 외측 투명교정기 등등 들은 정보들이 떠오르기 시작했습니다.

그 후로도 수십 번씩 고민하며 왜 내 턱은 이러한가? 울고 웃으면서 악몽처럼 느껴졌습니다. 제가 미에 대한 눈을 뜨게 된 것도 이 시점이었습니다. 확실히 교정을 해야겠다라는 마음을 먹고 조사를 하기 시작했습니다. 일단 가장 접촉하기 수월했고 편했던 정보는 양악수술이었습니다. 어려서는 헤드기어를 쓰고 성장이 끝나가는 시점에는 양악수술만이 해답이라고 하는 수도권 여러 치과들의 말을 듣고 좌절했습니다.

애초에 제자신이 몸에 칼 대는 것을 무서워하기도 하고, 수술 후 부작용과 잘못하면 목숨도 위험하다는 이야기들 듣고 혼자서 이런 저런 생각을 많이 해보았습니다. 어금니말고 사랑니를 빼서 당기면 치열이 맞을 수 있지 않을까? 라는 엉뚱하다고 한다면 할 수 있는 생각을 저 혼자 했던 찰나 한만형 치과 블로그를 보았습니다.

홈페이지와 블로그를 한 300번은 들락날락 거린 것 같습니다. 새로운 치아교정과 관련된 정보를 접하고 나서 당장 부모님께 말씀드려 양악수술을 미뤄 놓고 수능이 끝난 후 치과에 방문했습니다. 첫 문을 열었을 땐 어느 치과와 다를 바 없는 일반 치과였습니다. 간호사 누나 분들께서 앉아계시다 접수를 받고 원장실로 들어가 상담을 하는데 원장님께서 하시는 말씀이 양악수술은 정말 위험하고, 그림을 그려주시면서 교정 이야기를 하시는데 수술을 하지 않고, 교정한다는 자체가 정말 흥미로웠습니다.

제 나름의 의학상식과 일치하는데다가 치아가 그렇게 중요한지 한 번 더 일깨워 주시는 원장님 말씀을 듣고 정말 좋은 곳이다. 생각하며 교정을 확신했습니다. 치과 전체가 달라 보이고 처음 분위기는 아직도 기억이 납니다.

특히 원장실의 갈색문과 여러 해 동안 고민하시고 연구 하셨던 흔적들이 방안에 배어 있다고 해야 할까요. 양악수술하지 않고 교정한다는 자체가 다른 치과에서는 상상도 못할 일이기 때문에 이 치과를 찾은 것만으로도 큰 행운이라 생각합니다. 3년간 열심히 다니다 게으름도 피우고 교정도 열심히 잘 다니지 않던 저였지만, 변함없이 친절을 베풀어 주신 원장님과 특히 간호사 누나들! 어린 저에게 교정 외에도 친절과 격려를 베풀어 주신 게 너무 많아서… 고맙다는 인사를 올립니다.

CHAPTER FIVE 3 | 무턱

무턱은 턱이 없는 것처럼 보인다고 해서 붙여진 이름이다.

무턱은 아래턱이 선천적으로 작은 왜소 턱 때문에 생기기도 하지만 대부분은 아래턱이 위턱에 비해 뒤로 들어가서 턱선이 없어 보이기 때문에 나타난다. 무턱을 가지고 있는 사람은 왠지 성숙되지 못하고 신뢰감이 적어 보이는 느낌을 준다. 무턱의 정확한 의학용어는 하악 후퇴증Mandibular Retrognathism이라 하며 아래턱이 위턱에 비해 들어가 있다는 의미를 갖는다. 치과 교정학에서는 2급 부정 교합앵글 분류법이라고도 한다.

무턱의 원인

대부분 유전적인 요인에 의해 나타난다.
- 선천적으로 아래턱의 성장발육이 잘 되지 않아 아래턱의 크기 자체가 작은 왜소 턱이 된다.
- 두개골의 발육이 좌우로 넓게 자란 경우에는 주걱턱이 많고 앞뒤로 길게 자란 경우에는 무턱이 많다. 주로 서양인에서 많이 볼 수 있다

무턱을 치료해야 하는 이유

심미적 이유

- 위턱에 비해 아래턱의 성장이 부진하여 크기가 작고 뒤로 들어가서 턱선이 없다.
- 위턱이 길고 아래턱이 짧아 입을 제대로 다물 수가 없고 힘을 주어 다물면 턱에 호두주름이 생긴다.
- 위턱이 길고 앞으로 나와서 돌출 입처럼 보인다.
- 아랫니가 윗니보다 훨씬 뒤로 들어가서 뻐드렁니처럼 보인다.
- 웃을 때 잇몸이 많이 들어나 보인다.
- 위턱이 잘 발달하여 코가 길어 보인다.
- 전체적인 옆 얼굴모습이 볼록 거울 보름달 처럼 보인다.

발음 장애

위·아래 치아 간에 거리가 멀어서 치음ㅅ,ㅈ,ㅊ과 순음ㅁ,ㅂ,ㅍ의 발음이 부정확하다.

턱관절 장애

아래턱이 뒤로 들어가 있어서 턱관절 내부의 하악과두아래턱의 관절머리 부분가 후상방에 위치하여 턱관절벽에 손상을 주기 쉽다.

무턱환자의 특징

- 아래턱의 턱선이 미약하여 마치 턱이 없는 것처럼 보인다. 영어로는 Bird Face 혹은 Fish Face라 부르기도 한다.

- 뻐드렁니나 돌출입과 유사한 외모를 갖는다.
- 대체로 악궁이 좁아 뻐드렁니나 덧니가 생긴다.
- 1개 치아가 1개 치아와 맞닿는 1:1 교합관계를 갖는다 정상적인 교합관계는 마치 톱니바퀴 처럼 1개치아가 2개 치아와 맞닿는 1:2교합

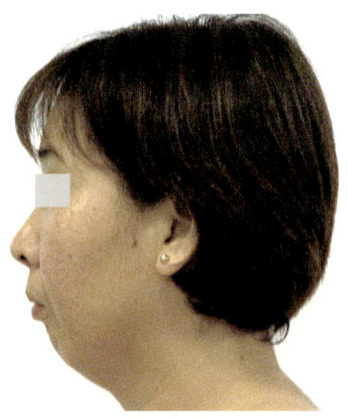

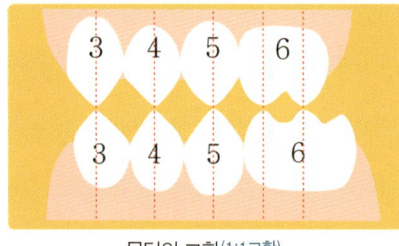

무턱의 교합(1:1교합)   정상적인 교합(1:2교합)

- 아랫입술의 바로 아래 부분이 함몰되어 보인다.

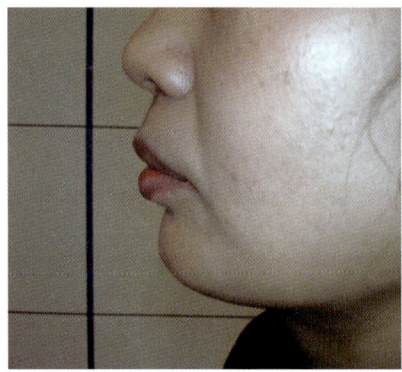 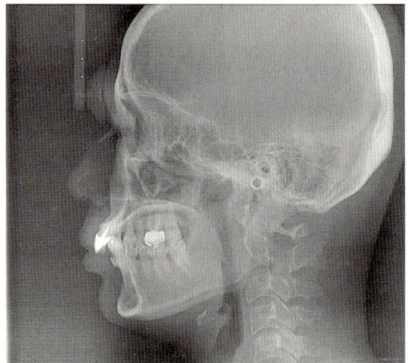

- 위 앞니가 아래 앞니를 지나치게 많이 덮는 과개교합Deep Bite 상태를 보인다.

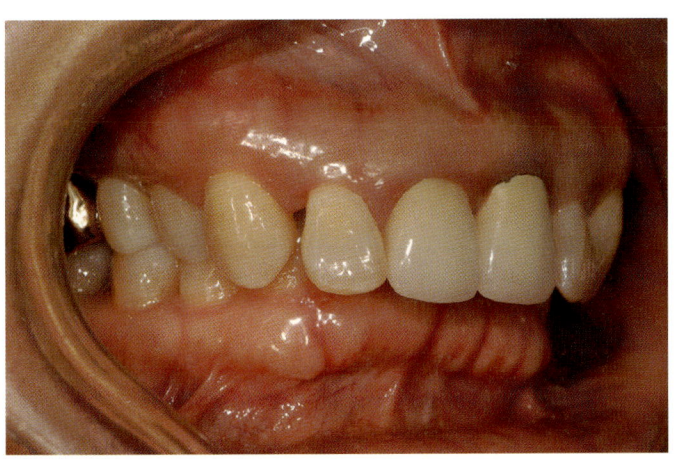

무턱, 뻐드렁니, 돌출입의 비교

	무턱	뻐드렁니	돌출 입
앵글분류법	제 2급 부정교합	제1급 부정교합	주로 3급 부정교합
턱뼈의 위치와 형태	아래턱의 크기가 왜소하거나 위턱에 비해 아래턱이 뒤로 들어가 있다.	위·아래턱의 위치는 정상이다.	위·아래턱이 앞으로 발달되어 나와 있다.
앞니의 경사도	앞니가 앞으로 뻗어 뻐드렁니 처럼 된 상태와 뒤로 뻗어 옥니가 된 상태의 2가지 종류가 있다.	앞니가 앞으로 뻗어 있는 상태	위·아래 앞니가 앞으로 뻗어 있는 상태
치료법	기능교정 장치를 이용하여 아래턱을 앞쪽으로 유도시켜준다.	치아가 나올 수 있는 자리가 부족하므로 악궁을 확장하여 치아가 들어갈 수 있는 공간을 만들어 준다.	위·아래 어금니를 뒤쪽으로 이동시켜 공간을 만든 다음 앞으로 뻗어있는 앞니를 뒤쪽으로 밀어 넣어 준다.

> **무턱의 분류(앵글 분류법)**
>
> 1) 2급 부정교합 1형 : 위 앞니가 앞으로 뻗어 있는 형태의 2급 부정교합
>
> 2) 2급 부정교합 2형 : 위 앞니가 안으로 들어가는 옥니 형태의 2급 부정교합

무턱의 치료

기존의 무턱 치료법

기존의 무턱의 교정 치료법은 무턱의 원인을 규명하여 치료하는 것이 아니라 결과를 치료하는데 치중하여 발치교정이나 양악수술에 의존할 수밖에 없다.

A) 발치교정

무턱은 아랫니가 윗니보다 훨씬 뒤로 들어가 있기 때문에 위의 작은 어금니 2개를 발치를 한 다음 그 앞에 있는 앞니들을 뒤쪽으로 당겨서 위아래 치아를 맞추는 방법으로 교정치료를 한다. 그러나 이러한 방법은 얼굴모습이 전혀 개선되지 않는다.

B) 양악수술

1 이부 성형 수술

경미한 무턱인 경우 아래턱의 턱끝만 앞으로 이동시키는 수술을 하는데 이 방법은 얼굴이 더 길어져 보이고 입술을 다물기가 더 힘들어진다는 단점이 있다.

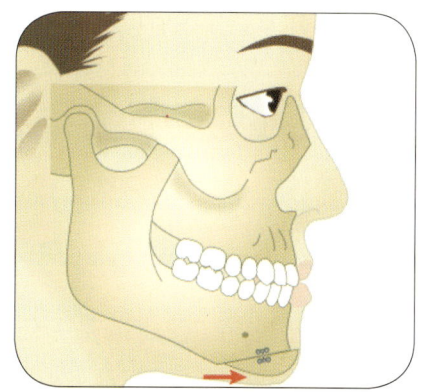

전진이부성형수술

> **2급 부정교합에서 발치교정의 문제점**
>
> 1. 1:1 교합이 해소 되지 않고 위의 작은 어금니 2개만 발치하였기 때문에 위·아래 치아가 서로 잘 맞지 않는 상태가 더욱 심해져서 턱관절 장애를 유발한다.
> 2. 위 앞니 부위를 발치한 공간쪽으로 과도하게 밀어 넣어서 얼굴 모습이 합쭉하게 보인다.
> 3. 발치한 공간을 채우기 위하여 위 앞니 부위를 과도하게 뒤로 밀어 넣어서 치아의 정상적인 경사도(약 22°)가 소실되고 옥니(2°~0°)로 만들어 주게 된다. 그 결과 위·아래 앞니가 서로 부딪쳐서 치아가 손상될 뿐 아니라 턱관절 장애를 유발한다.
> 4. 위·아래 앞니가 서로 부딪쳐서 위 앞니가 앞으로 뻗어 뻐드렁니가 되거나 위 앞니 사이에 공간이 생긴다.

2 양악수술

대부분 위턱을 절제하여 길이를 줄이고 아래턱을 앞으로 전진시키는 방법을 사용한다. 빠른 양악수술을 할 경우에는 위아래 작은 어금니 4개를 발치한 뒤 그 공간을 이용하여 분절골 절단술을 하여 위, 아래턱을 이동시켜 맞춰준다.

4D입체 교정의 치료법

바이오네이터Bionator와 같은 기능교정 장치를 이용하여 아래턱을 앞쪽으로 유도시킨 다음 3D 입체 브라켓을 이용하여 치열을 이동시켜 교합을 정확하게 맞춰준다. 반드시 1:1교합상태를 1:2교합상태로 개선시켜 주어야 턱관절 장애를 예방 할 수 있다.

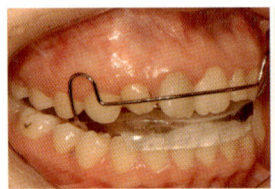 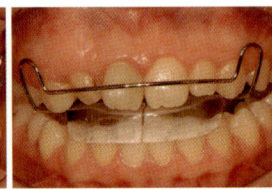 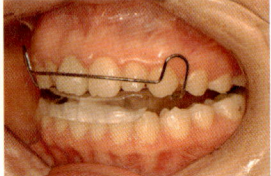

4D 입체 교정으로 치료한 무턱환자의 치료증례

다음은 16세 여성 환자로서 약 2년간의 4D입체 교정치료로 심한 무턱이 정상적인 얼굴 모습으로 개선되었다.

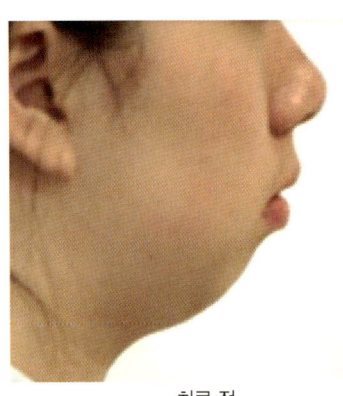 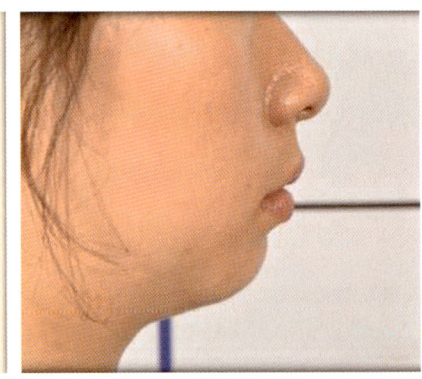

치료 전 　　　　　　　　　치료 후

다음은 42세 여성 환자로서 약 1년 6개월의 4D입체 교정치료로 심한 무턱이 현저하게 개선된 모습을 볼 수 있다.

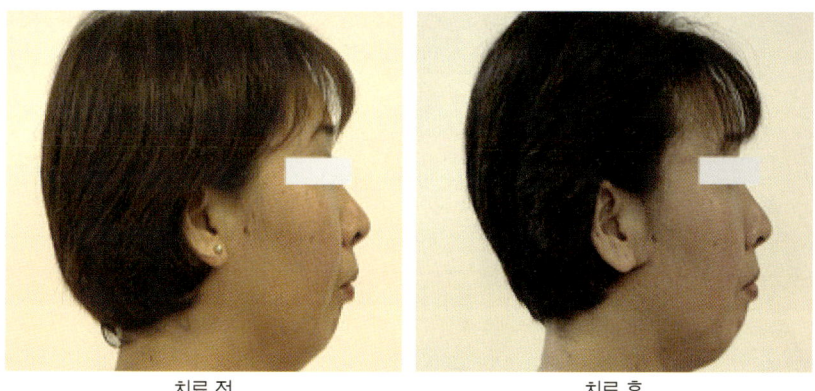

치료 전   치료 후

다음은 48세 여성 환자로서 약 2년간의 4D입체교정 치료로 짧은 얼굴과 심한 무턱이 정상적인 얼굴모습으로 개선 되었다.

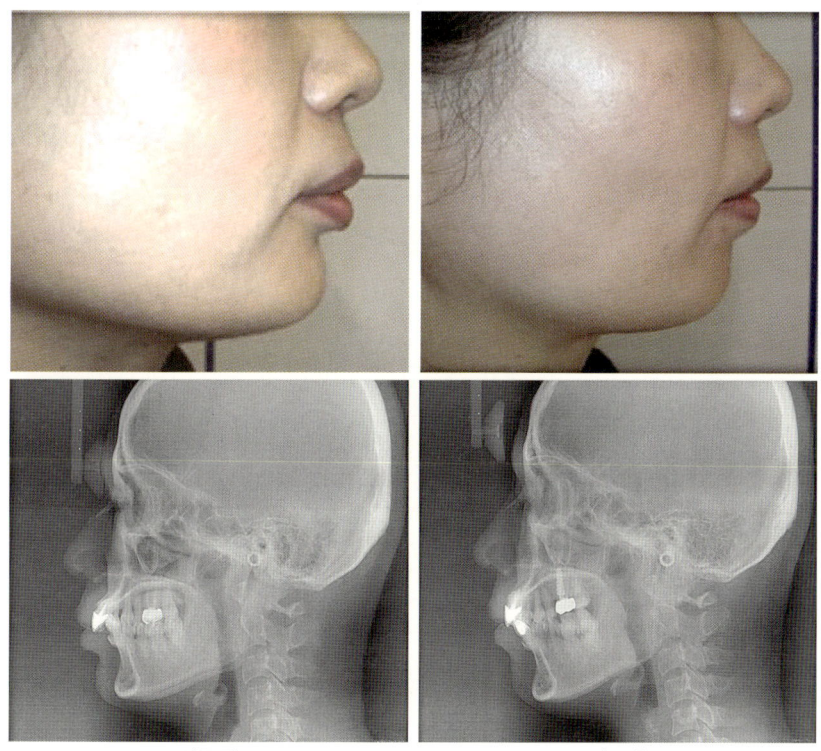

치료 전   치료 후

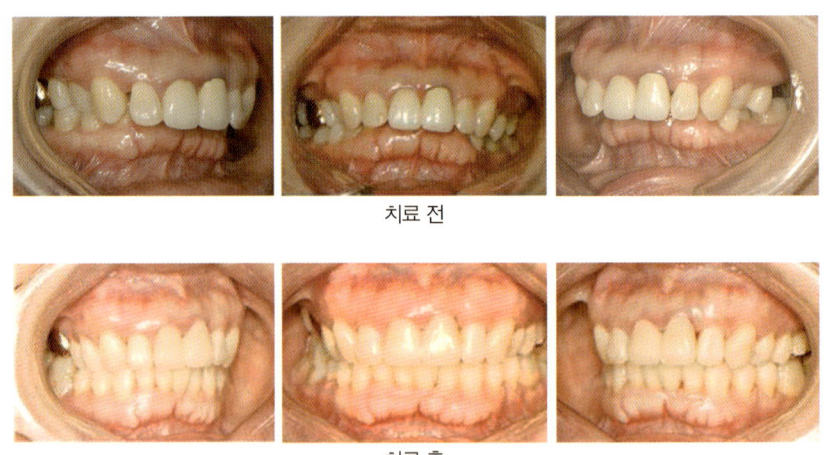

치료 전

치료 후

위 앞니가 아래 앞니를 매우 깊게 덮고 있으며 아래턱이 뒤쪽으로 많이 들어가 있는 상태가 정상적인 교합 상태로 개선되었음을 볼 수 있다.

실패한 발치 교정의 재 치료 증례

다음은 다른 치과에서 위 작은 어금니 2개를 발치하고 교정치료 중 내원한 25세 여성 환자로 교정 치료가 진행 될수록 위 앞니가 점점 옥니가 되고 어금니 교합이 잘 맞지 않으며 얼굴모습이 합쭉해지고 무턱이 개선 되지 않아서 다시 교정 치료를 받기 원하였던 환자이다. 좁혔던 악궁을 다시 확장하고 위 작은 어금니 2개가 들어갈 수 있는 공간을 다시 확보하여 임플란트를 식립한 후 교정치료를 마무리 하고 있는 과정 중에 있다.

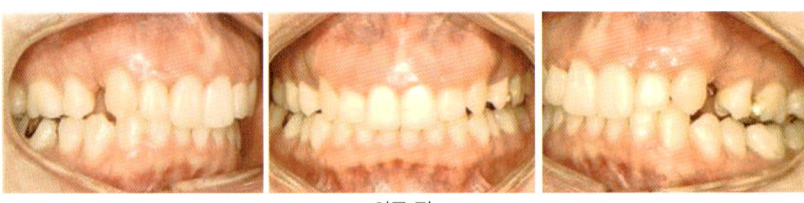

치료 전

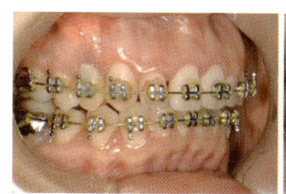 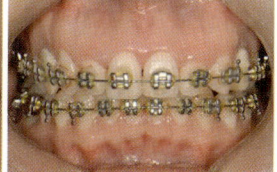 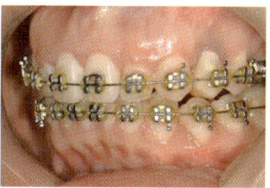

치료 중

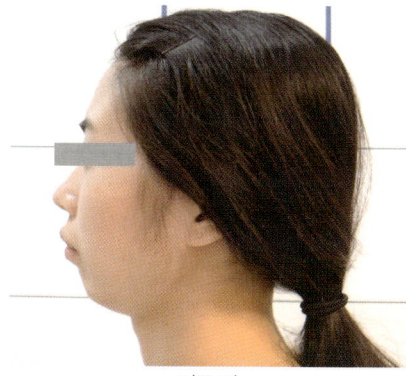 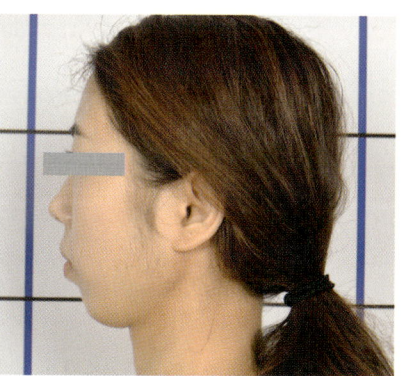

치료 전   치료 중

기능교정 장치를 이용하여 아래턱을 앞쪽으로 이동 시키고 어금니부위의 길이를 늘려 아래 앞니를 많이 덮고 있고 있던 상태를 정상적인 상태앞 앞니가 아래 앞니를 약 2~3mm정도 덮고 있는 상태로 만들어 줌으로써 턱선과 옆얼굴 모습이 현저하게 개선되었으며 일자목이 정상적인 형태로 개선되었다.

무턱환자의 치료 후기

다시는 저와 같이 재교정치료를 받는 사람이 없기를 바라며

대부분의 사람들이 '치아 교정'을 처음 고려할 때 여기저기서 정보를 수집한다. 나 역시 그랬다. 제일 편한 인터넷을 찾아보니 관련 까페들이 많은 반면 댓글 알바나 상업적 글 때문에 신뢰가 가지 않았다. 결국 내가 기댄 정보는 지인의 경험담이었다. 치아 교정을 고려하는 사람이라면 알 것이다. 일단 주변에 먼저 물어보기 시작한다는 것을.

내가 치아 교정을 어떻게 했느냐고 물으면 열에 아홉은 치아를 빼고 교정을 했다고 대답했다. 가까운 치과에 가서 의사와 상담해봐도 치열을 바르게 하려면 공간이 필요한데, 공간을 만들려면 치아를 뽑아야 한다는 말을 했다. 나는 대부분 발치 교정을 했다는 대답을 들었고, 의사도 그렇게 말하기 때문에 그 방법밖에는 없는 줄 알았다. 그것만이 정설, 정답인 줄 알았다. 그랬기 때문에 처음 발치교정을 시작했다.

나의 경우 턱이 들어가서 윗니가 아랫니를 덮는 과개교합이라는 말을 들었다. 사실 처음 교정을 시작한 치과에서는 양악수술까지 내게 얘기했다. 그건 안 한다고 했더니 아랫니 두 개를 발치해 교정하는 방법을 권했다. 내 가족이 교정치료를 했던 치과였기 때문에 약간 망설였지만 그곳에서 교정치료를 시작했다. 그 치과는 교정 전문이라 발치조차 다른 치과에서 하고 와야 한다고 말했다. 생니를 뽑는 두려움은 컸지만 그때도 주변 사람들이 발치를 하고 교정했다는 말을 떠올리며 발치했고, 교정을 시작했다.

교정을 시작하자 교합이 틀어지면서 금방 먹는 게 불편해졌을 뿐만 아니라 턱이 아파졌고, 안면근육이 얼얼해지면서 귀에 들리지 않던 이명까지 생겼다. 이명의 원인을 치과 치료라고 단정짓기는 어렵다. 하지만 그것을 제외하더라도 기존에 이를 악물거나 가는 습관이 없었고, 안면 근육

증상도 없었던 내가 그런 것을 경험할 것이라고는 꿈에도 생각하지 못했다. 이런 것을 치과에 말하면 나에게 그런 습관이 없는지 물으며 스트레스 때문이라고 대답했다.

그리고 가끔 이런 증상을 보이는 사람이 있다며 가라앉을 거라고 했다. 불안해진 나는 그런 증상이 나타난 이유로 진료 내용에 대해 꼬치꼬치 물었는데, 의사는 자기 말만 믿으라며 잘 대답해주지 않았다. 그리고 씹는데 불편한 것 역시 원래 부정 교합이라 치아 교정 중에 그럴 수 있다며 가끔 종이같이 생긴 것을 붙여 교합을 맞춰 주었는데, 그렇게 맞춘 교합 역시 오래가지 않았다. 그리고 의문이 들었다. 치아 교정 중에 교합이 맞지 않은데, 치아 교정 후에 교합은 맞춰질 것인가? 물어보니 그것은 보철과의 소관이라며 거기로 가서 다시 교합을 맞추라고 했다. 그때부터 나는 그동안 쌓인 불안, 답답함, 의심이 불신이 되었다.

이후 나는 치아교정을 다루는 까페가 아닌 턱관절 장애에 대한 까페를 찾게 되었다. 왜냐하면 내가 겪은 증상이 턱관절 장애의 증상과 비슷하다는 것을 알았기 때문이다. 나는 이 증상들이 발치 교정 이후 일어났다는 게 의심스러워 턱관절에 관한 몇몇 책과, 갑작스러운 턱관절 장애 증상으로 모인 사람들의 까페의 게시글을 거의 모두 찾아 읽었고, 해외 의사와 환자 상담 사이트, 아마존 등을 모두 찾아 헤맸다. 그만큼 나는 처음 겪는 증상에 공포라고 할 수 있을 만큼 시달렸다.

조사한 결과 악궁을 좁히는 발치 교정이 완료된 후 기도가 좁아져 수면 무호흡, 턱관절 장애가 올 수 있다는 해외 사이트의 의사와 환자 글들을 수없이 보았다. 우리나라에 이런 주장을 하는 사람이 거의 없다는 것도 알았다.

나는 결국 첫 치과에서 진료를 중단하고 한만형 치과로 옮겼는데, 그 사이에도 여러 치과에서 상담을 받아보았다. 나는 이미 발치한 상태라 교정을 어떻게 진행해야 되는가에 대한 문제 때문에 골치가 아팠다. 발치하지 않았다면 여러 면에서 쉬웠을텐데 말이다.

스프린트같이 생긴 걸 일단 약 6개월 물고 있는 다음 턱의 변화를 관찰해 교정해야 한다는 곳도 있었는데 다른 곳에서 발치한 다음에 방치를 하면 옆 치아들이 쓰러질 수 있다는 얘길 들었기에 그곳에는 가지 않았다.

또한 우리나라에 발치교정 후 턱이 아픈 사람들이 많다며 턱관절 장애와 발치교정의 연관성에 대해 자기 이론을 설파하면서도 정작 나와 같은 케이스는 맡지 않는다며 책임 소재를 운운한 사람도 있었다.

그러던중에 한만형 선생님의 책을 발견했고, 환자들의 수기가 댓글 알바가 아님에 확신한 나는 일단 상담을 받아보기로 결심했다. 진료 과정 내내 지금도 그렇지만 선생님께서는 정말 친절하고 자세하게 진료 방법을 모두 설명해주셨고, 모든 질문에 답해주셨다. 악궁과 교합, 턱관절과 교정 등에 대해서 선생님만큼 속시원하게 이론과 진료 계획을 설명해주신 분은 없었다.

첫 치과에서 약 두 달간 좁혔던 악궁을 악궁확장장치로 넓혔고, 이후 브라켓 교정을 하다가 처음 발치한 곳에 임플란트를 다시 심었다. 지금은 2년 3개월차 정도 된 것 같은데 거의 끝나간다고 한다. 교합을 맞추지 않으면 치열이 되돌아가기 때문에 선생님께서 무척 애를 쓰신다. 나도 교정이 번거롭고 힘들지만 선생님께서 믿음을 주시기 때문에 믿고 여기까지 왔고, 첫 치과에서 겪은 공포가 거의 없어질 수 있었다. 첫 치과에서 겪은 턱관절 장애 증상 중 안면 근육 떨림 증상은 없어졌고, 귀쪽이 당기는 느낌도 거의 없어졌고, 치아 교정 중 교합이 안 맞아 밥을 못 먹은 일도 없었고, 교정이 끝나가는 지금은 턱의 변화로 인한 외모 변화 얘기까지 주변에서 듣기 때문이다.

내가 이 아픈 경험에서 깨달은 건 이것이다. 다수가 하는 말이라고 모두 정답이 될 수는 없다. 그것은 의술도 마찬가지다. 현직 치과의사들이 대학 다닐 때 배운 방법이 발치 교정이었고, 그들은 그것만이 최선의 방법이라고 환자들에게 말한다. 내가 찾아갔던 유명 대학병원 의사조차 내가 말하는 치아교정과 턱관절의 연관성을 인정하지 않았다.

대학병원 의사였기 때문에 더욱 그랬으리라는 게 지금은 이해가 간다. 그게 주류니까. 자신들이 모르는 건 정답이 아닌 것이다. 해외에서조차 그 연관성에 대해 논의가 이뤄지고 있는데도 무시한다. 치아 교정을 고려하는 환자들이 의술에도 여러 이론과 방법이 있다는 것을 알고 한만형 선생님처럼 환자를 먼저 생각하는 소신있는 치료를 받았으면 좋겠다.

무턱교정 정말 좋아요~~

저는 24살 여자입니다. 저는 어렸을 때 손가락을 빨던 습관 때문에 위 아래 치아교합이 안 맞아 중학교 2학년 때 광주 모 치과병원에서 교정을 시작했습니다.

양쪽 윗니를 발치하고 교정을 했는데 처음에는 돌출입도 들어가는 것 같고 예뻐지는 것 같아 기분이 참 좋았습니다. 그런데 어느 순간 턱에서 소리가 나기 시작했습니다.

부랴부랴 엑스레이까지 찍었는데도 병원에서 하는 말이 턱에서 소리가 나긴하지만, 아프지만 않으면 별 문제 없다는 식으로 넘어갔습니다. 아래턱도 자라지 않아 옆에서 보면 턱이 들어가 있는 상태였는데도 그러한 부분에 대해선 병원에서 별 말이 없더군요.

돌출된 윗니를 아랫니에 맞춰 집어넣기만 했습니다. 이러한 부분들에 대해 충분한 설명들이 없었던 것이 아직도 너무나 아쉽습니다. 아니 원망스럽기까지 합니다. 2년간의 교정이 끝나고 얼마 후 유지 장치를 꾸준히 꼈지만 앞니가 다시 튀어나오는 것 같은 느낌에 병원을 다시 찾았습니다.

재발이라서 교정을 다시 해야 된다고 했습니다. 그렇게 약 1년간의 교정을 한 번 더 했습니다. 참 기가 막히더군요. 이제는 교정기를 빼고 나서도 불안했습니다. 다시 윗니가 튀어나오진 않을까 재발하면 어쩌지… 그리고 어느 순간부턴가 저는 누워있을 때 숨쉬기 불편한 느낌을 받았고, 자면서 심한 코골이를 하게 되었습니다.

옆에서 자는 언니가 거실로 가서 따로 잘 정도이니, 난 그 후로 잠은 꼭 집에서 자야 깊은 잠이 들었습니다. 이러한 부분들로 스트레스를 많이 받는 도중에 또 윗니가 돌출되는 느낌에 병원을 찾았더니 이번엔 아래턱이 들어가고 있어 교정을 다시 해야 한다고 했습니다.

억장이 무너지고, 그냥 화만 났습니다. 도대체 교정만 몇 번 째 하는 건지. 어렸을 때 발치교정을 하면 교정효과도 좋고 예뻐질 수 있다고 하더니 재발이라는 것에 대해선 저에게는 사전에 이야기도 없었습니다. 병원의 말대로 얼굴이 다 자라지 않아 재발을 하는 거라면 어른이 되어서 얼굴이 다 자랐을 때 교정을 하지 왜 어릴 때 교정을 합니까?

더 이상 그 병원을 신뢰할 수 없어 서울에 있는 치과를 찾았더니 양악수술로 아래턱을 뺄 것을 권하더군요. 하지만 양악수술은 무섭기도 하고 부작용에 대해 많은 이야기들을 들은 터라, 도저히 실천할 엄두가 나지 않아 수술을 하지 않고 교정만으로 턱을 앞으로 뺄 수 있는 방법을 찾던 중 한만형 치과를 알게 됐습니다.

한만형 치과에서는 아무도 충분한 설명을 해주지 않았던 턱관절에 대해 자세한 설명과 진단을 해주었습니다. 잠잘 때 숨쉬기가 힘들고 코를 고는 것도, 들어가 있는 턱 때문이라며 제가 겪고 있는 증상에 대해서도 속 시원한 답변을 해주셨습니다. 지금은 현재 잠잘 때 교정기를 착용하고 자고 있는데 짧은 시간동안 많은 변화가 생겼습니다.

일단 코를 골지 않게 되었구요, 누워있을 때 공기가 들어오는 느낌부터가 다릅니다. 예전엔 잠을 잘 때 코로 숨쉬기가 불편해서 입으로 숨을 쉬곤 했는데 코가 뻥 뚫린 느낌이 너무 좋습니다. 교정기를 착용했다가 빼고 몇 시간 동안은 턱에서 나는 소리도 덜합니다. 그리고 아래턱도 조금씩 조금씩 나오고 있다는 게 느껴집니다. 들어간 턱 때문에 툭 튀어나와 보이던 광대뼈도 이제는 작아 보여 기분이 좋습니다.^^

 처음부터 지금하는 교정처럼 들어가 있는 아래턱을 앞으로 빼며 발치 없이 교정했더라면, 제가 턱관절이나 코골이로 스트레스 받는 일은 없었겠죠. 무턱으로 인한 콤플렉스도 없었을 거구요.

 더욱이 교정을 3번이나 하는 일도 없었을 겁니다. 한만형 치과를 진작 알았더라면 하는 아쉬움도 들지만 지금이라도 이러한 교정을 알게 돼서 제대로 된 치료를 시작하게 된 게 정말 다행이라는 생각이 듭니다!^^

CHAPTER FIVE 4 # 안면비대칭

안면 비대칭이란? 얼굴의 좌우의 크기나 모양이 다른 것을 말한다.

안면 비대칭을 가지고 있는 사람들은 컴플렉스로 인해 사진 찍기를 기피하거나 매일 거울로 자신의 얼굴을 바라보면서 남모를 한숨을 쉰다. 그러나 정작 주위에서 가까이 지내는 부모나 친구들은 잘 모르고 있는 경우가 많다. 그 이유는 남의 얼굴을 정면으로 오랫동안 뚫어지게 바라 볼 기회가 거의 없으며 늘상 보는 얼굴이 익숙하여 다른 사람 얼굴에 비교적 무관심하기 때문이다.

앞에서 언급 했듯이 아름다운 얼굴을 이루는 가장 중요한 3가지 조건중의 하나가 대칭이다. 그러나 이 세상의 어느 누구도 완벽하게 대칭을 이루고 있는 사람은 없다. 단지 비대칭이 어느 정도냐에 따라 치료의 대상이 될 수도 있고 그렇지 않을 수도 있다. 또한 주관적인 것이 치료에 큰 영향을 미치기도 한다.

비대칭이 있어도 스스로 이를 느끼지 못하는 사람이 있는가 하면 반대로 미세한 비대칭에도 스트레스를 받는 사람이 있다. 한국인 1,000명을 대상으로 연구한 결과, 2mm이상의 비대칭을 가지고 있는 사람이 전체의 46%나 되었으나 정작 비대칭을 인지하고 있는 사람은 불과 50%도 안 되는 것으로 보고되었다. 이처럼 대부분의 사람들은 약간의 비대칭을 가지고 있어도 사회적이나 심리적으로 곤란을 느끼는 경우에 치료의 대상이 된다고 할 수 있다.

> **안면비대칭의 대한 올바른 이해**
>
> 1. 기존의 교정 치료법으로는 안면 비대칭을 치료 할 수 없다.
> 2. 양악수술로도 안면 비대칭을 자료 잰 듯이 완벽하게 치료 할 수 없다.
> 3. 대부분의 안면 비대칭의 수술은 양악수술과 턱끝 수술로 이루이지며 안면비대칭이 심한 경우에는 분절골 절단술은 물론 광대뼈수술, 사각턱 수술, 하악, 하연, 절제술 등의 안면윤곽술을 병행한 복합수술을 해야 한다.
> 4. 안면비대칭은 성장을 하면서 점점 더 심해진다.
> 5. 사춘기를 지나면서 얼굴의 젖살이 빠지면 안면비대칭이 더욱 뚜렷해진다.
> 6. 양악수술로 턱관절 장애를 치료 할 수 없다.

안면 비대칭의 원인

안면비대칭의 원인은 유전적인 요인과 환경적인 요인이 있다.

유전적인 요인

특별한 원인이 없이 가족이나 친적 중에 안면비대칭이 있는 경우 유전 될 수 있다. 왜냐하면 부모로 받은 유전자DNA에 의해 골격의 생김새가 영향을 받기 때문이다. 그러나 안면비대칭은 유전적인 요인보다는 환경적인 요인에 더 많은 영향을 받는다.

환경적인 요인

주로 사춘기 이후 안면골격이 성장 되는 과정에서 편측 저작_{한쪽으로만 씹는 습관}이나 어금니가 빠져 있는 상태를 그대로 방치 하거나 잘못된 보철치료를 하여 교합평면_{치아의 씹는 면이 이루는 가상평면}이 한쪽으로 기울어지면서 턱관절 내부에 있는 하악과두_{아래턱의 관절머리부분}가 변형되어 턱뼈의 이상 발육을 초래한다.

그밖에도 턱괴기, 엎드려 자기, 바이올린과 같은 악기 연주로 인한 나쁜 자세가 반복되면서 아래턱을 한쪽으로 밀어내어 턱관절 내부에 있는 하악과두를 변형 시켜서 나타나기도 한다.

안면 비대칭의 종류

안면 비대칭은 원인에 따라 선천적으로 나타나는 골격성 안면비대칭과 후천적으로 환경적인 요인에 의해 나타나는 비골격성 안면 비대칭으로 구분 할 수 있다.

골격성 안면비대칭

유전적인 요인에 의해 선천적으로 안면골격_{얼굴뼈}이 변형 되어 나타난다. 이러한 경우 안면골격뿐 아니라 두개골격_{머리뼈}도 비대칭이 나타난다. 발생 빈도는 5% 미만으로 그다지 많은 편은 아니지만 심한 경우에는 양악수술이 필요 할 수 있다.

비골격성 안면 비대칭

대부분의 안면비대칭의 이에 속하며 교합의 변화 등 후천적인 요인에 의해 턱관절의 위치가 변하여 아래턱이 한쪽으로 틀어져서 나타나며 복잡하고 어려운 양악수술 필요 없이 4D 입체 교정만으로 치료가 가능하다. 그러나 비골격성 안면비대칭이라 할지라도 시간이 흐름에 따라 근육이 잡아 당기는 방향으로 안면골격이 서서히 변형되어 골격성 안면비대칭으로 이행 될 수 있으므로 가능한 한 치료를 서두르는 것이 매우 중요하다.

두개안면 비대칭

두개안면 비대칭(Craniofacial Asymmetry)은 머리뼈나 얼굴뼈의 비대칭을 통칭하는 말로 안면비대칭과 두상 비대칭으로 구분된다. 이러한 두개안면 비대칭은 다양한 원인에 의해 발생되며 시기에 따라 다음과 같이 구분 할 수 있다.

1세 이하의 영아기에는 주로 두상 비대칭이 많으며, 두개골 조기 유합증(Craniosynostosis)에 의한 사두증(Plagiocephaly)과 위치성 사두증(Positional Plagiocephaly)으로 나눌 수 있다. 조기 유합에 따른 사두증의 경우에는 최근 골 신연술(Distraction)을 이용한 수술로 과거에 비해 수술이 간단해졌다. 위치성 사두증은 헬멧 치료 등으로 최근 많은 교정이 이루어지고 있는데, 생후 18개월 이전에 시행하라고 권한다.

학동기에 주로 볼 수 있는 안면 비대칭으로는 반안면 왜소증이 대표적인데, 얼굴의 한쪽이 정상측에 비해 저성장하는 병으로 최근 골 신연술로 치료가 이루지고 있다. 특히 반안면 왜소증은 한쪽 턱뼈 뿐 아니라, 연부조직도 왜소한 경우가 많아서 수술을 하더라도 나중에 연부조직도 지방이식술 등을 통해 교정해 주어야 하는 경우가 많다.

사춘기 이후에 볼 수 있는 안면 비대칭은 안면골격이 성장하면서 주걱턱이나 무턱 등이 동반되어 턱의 비대칭이 함께 발생하기도 한다. 일반적으로 얼굴의 정중선과 위아래 중절치의 정중선이 일치하지 않는 경우가 많으며, 혹은 위아래 중절치의 정중선이 서로 일치하지 않는 경우도 있다. 이처럼 교합의 이상으로 발생하는 경우도 있으며, 하악과두(아래턱의 관절머리부분)가 커져있는 경우, 또는 작아져 있는 경우 등 그 원인은 매우 다양하다. 이러한 경우에는 양악수술로만 치료가 가능하다고 알려져 있으나 수술없이 4D입체 교정으로도 어느정도 만족할 만한 결과를 얻을 수 있다.

두개안면 비대칭은 이외에도 얼굴의 한쪽 연부조직이 시간에 따라 위축되는 롬버그병(Romberg's disease), 국소적인 지방위축증(Local Lipodystrophy) 등 다양한 안면비대칭의 원인이 있으며, 비대칭의 발생 원인과 시기에 따라 적절한 치료를 하는 것이 중요하다.

또한 안면신경마비가 있는 경우 안면 비대칭을 보일 수 있는데, 안면신경마비의 원인으로는 원인을 알 수 없는 벨 마비(Bell's Palsy), 신경외과 신경종 수술 후 발생하는 경우, 외상에 의한 경우 등으로 나누어 볼 수 있다.

안면비대칭을 치료해야 하는 이유

경미한 안면비대칭을 가지고 있는 사람들은 크게 문제가 안 되지만 턱이 한쪽으로 심하게 틀어진 경우에는 반드시 치료를 해야 한다. 그 이유는 턱이 한쪽으로 틀어지면 머리의 무게 중심이 한쪽으로 쏠려서 머리를 받치고 있는 경추(목뼈)가 서서히 틀어지게 된다. 그 결과 전체 척추가 변형되어 척추측만증으로 진행되기 때문이다.

척추측만증은 척추디스크의 원인이 될 뿐 아니라 척추의 변형은 만병의 근원이 되기 때문이다.

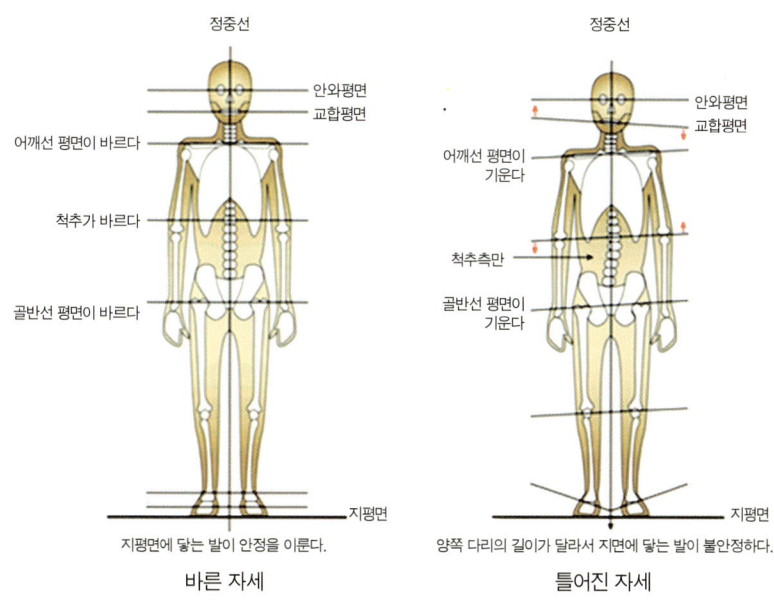

비골격성 안면비대칭환자의 얼굴 모습의 특징

- 미간의 중심과 턱 끝의 중심이 일치하지 않는다.
- 위아래 가운데 앞니의 정중선이 일치하지 않는다.
- 양쪽 눈썹의 위치 양쪽 눈의 위치나 크기 양쪽 광대뼈의 위치나 크기, 양쪽 귀의 위치 양쪽 코볼의 크기나 위치, 양쪽 입술의 높이나 위치가 차이가 난다.
- 인중의 방향이 아래 턱이 틀어진 쪽으로 틀어져 있다.

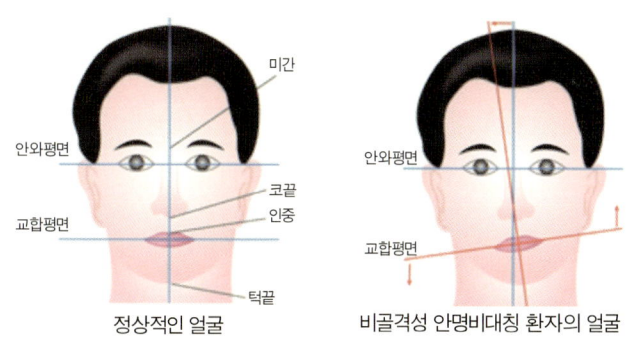

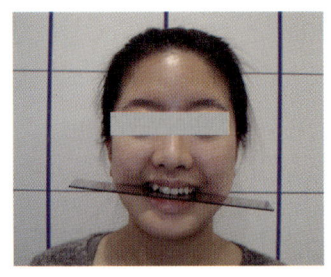
대부분의 안면비대칭 환자는 자를 물고 있을 때 좌우의 높이 차이가 나는 것은 볼 수 있다. 이것은 교합평면(어금니의 씹는 면이 이루는 가상평면)이 기울어져서 턱관절 축이 틀어진 것을 의미한다.

비골격성 안면비대칭의 분류(한만형 분류법)

제1형 : 아래턱이 수평으로 틀어진 상태로 단순히 위아래 가운데 앞니의 정중선이 일치하지 않는다.

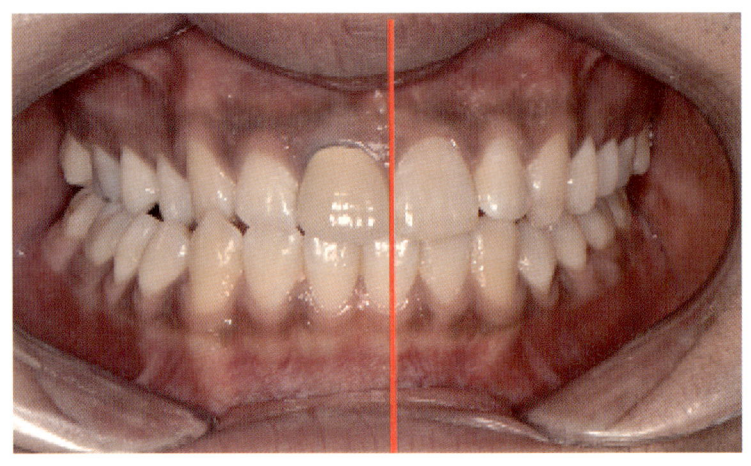

제2형 : 아래턱이 좌우로 기울어진 상태로 교합평면이 같은 방향으로 기울어져 있으며 두부측모 x-ray 상에서 아래턱의 턱선이 2중으로 보인다.

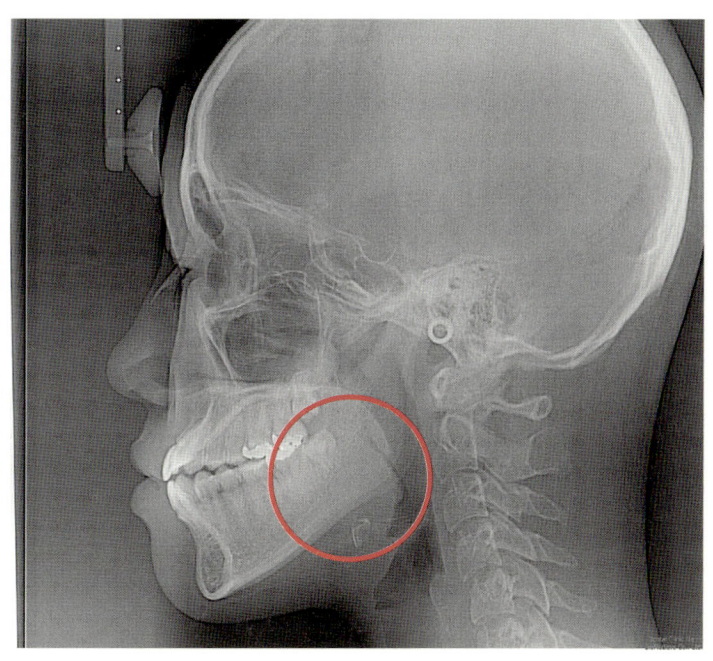

제3형 : 아래턱이 앞뒤로 회전된 상태로 두부측모 x-ray 상에서 하악의 우각부아래턱 맨 끝의 각진 부위의 한쪽이 잘 보이지 않거나 두부측모 x-ray 상에서 하악지아래턱의 'ㄴ'자로 올라가는 가지부분가 2중으로 보인다.

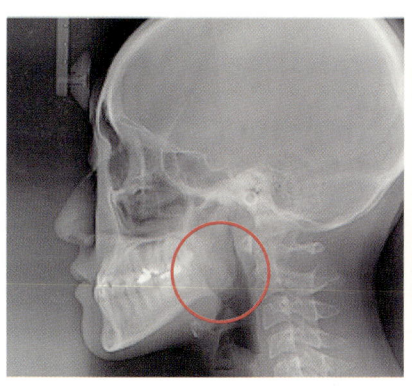 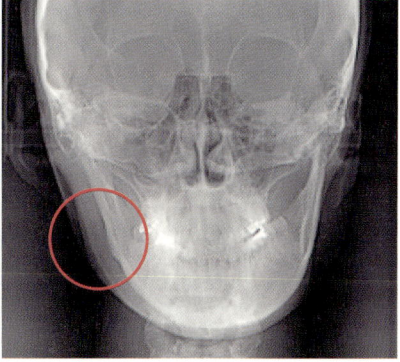

제4형 : 아래턱이 좌우로 기울어지고 앞뒤로도 회전된 상태로 두부측모 X-ray 상에서 제 2형과 제3형이 함께 나타난다.

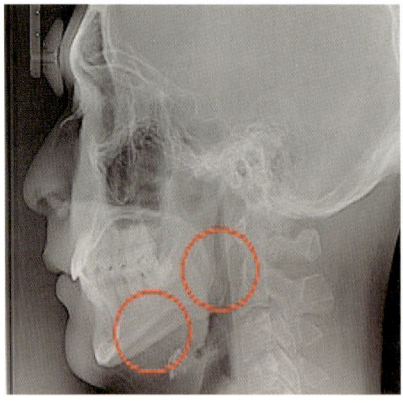
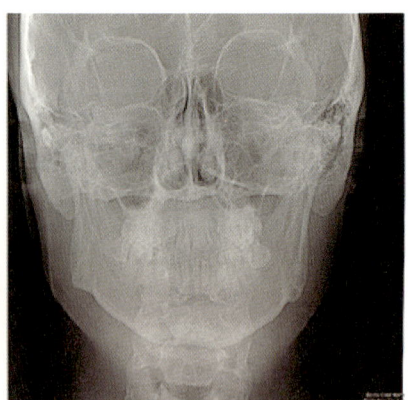

골격성 안면비대칭의 치료

1 턱관절의 바른 위치를 찾아준다.

비골격성 안면비대칭 환자는 오랫동안 아래턱의 위치가 틀어져 있었기 때문에 아래턱이 틀어진 쪽으로 안면근육이 잡아당기는 힘이 매우 강하다. 그러므로 안면 근육을 부드럽게 이완시켜 주는 치료과정이 무엇보다 중요하다.

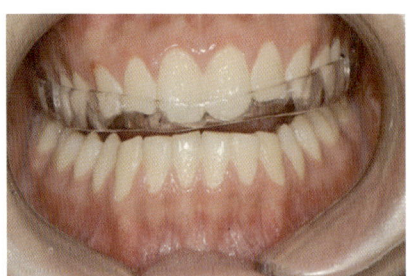
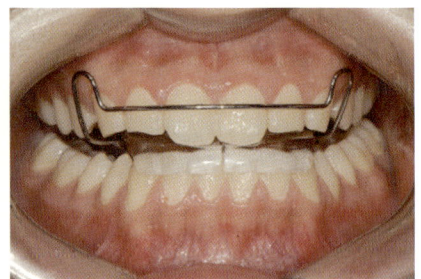

여러가지 형태의 정형교정 장치

아래턱을 바른 위치로 유도 해 줌으로써 아래턱이 틀어진 쪽으로 입력되어 있던 잘못된 안면근육의 기억Muscle Memory을 지워 버리고 아래턱이 새로운 위치로 적응 할 수 있도록 근육을 훈련시킬 목적으로 구강 내에 교합장치를 3~4 개월간 장착해야 한다.

2 교합평면을 바르게 맞춰 준다.

교합장치를 정착 한 후 약 2~3주 정도가 지나면 아래턱이 틀어져 있던 과거의 안면 근육의 기억이 지워지고 새로운 아래턱의 위치로 근육이 적응하면서 위 아래 치아의 교합이 변하여 음식이 잘 씹어지지 않는 증상이 나타난다. 그러한 현상은 벌써 아래턱이 바른 위치로 이동되고 있다는 증거이다. 이러한 증상이 나타나기 시작하면 교합이 낮아서 잘 닿지 않는 어금니의 교합면 씹는 면 위에 레진 충치 치료 할 때 사용되는 흐름성이 있는 충전재료을 올려서 좌우 교합평면의 균형을 맞춰준다.

이과정은 매우 복잡하고 까다롭기 때문에 정교하게 치료하지 않으면 오히려 턱관절에 통증을 유발시키거나 심하면 턱관절 장애를 초래 할 수도 있으므로 세심한 주의가 요구된다.

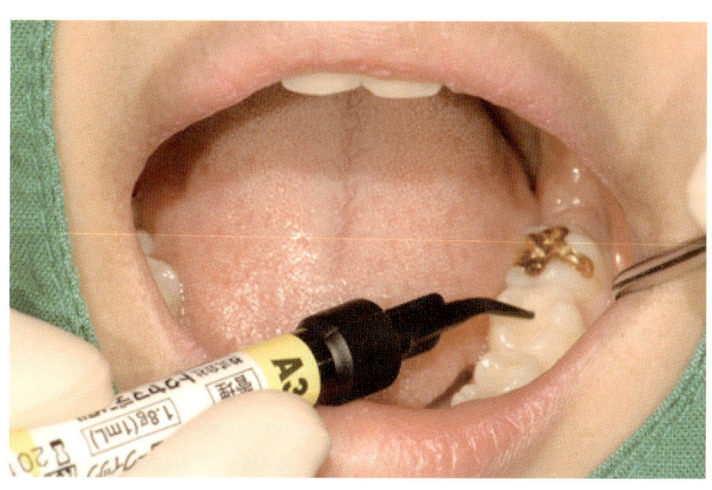

❸ 상 하악 중절치의 정중선과 얼굴의 정중선이 일치하도록 치열을 교정하여 이동 시킨다. 아래턱의 위치를 아무리 바른 위치로 유도 하였어도 위아래 치아의 교합이 정확하게 맞물리지 않으면 다시 아래턱이 원 위치로 돌아 갈 수 있으므로 가장 기본이 되는 위아래 중절치의 정중선을 정확하게 맞춰주는 것이 매우 중요하다.

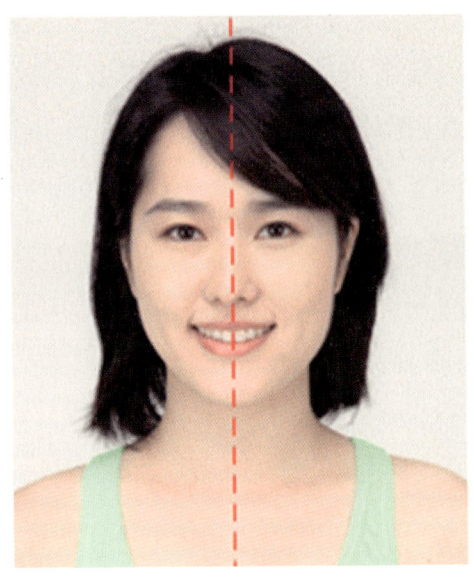

❹ 전체적인 치아의 교합을 정확히 맞추어서 교정을 마무리한다. 이때 반드시 제 1 대구치의 Key를 맞춰주고 1:2교합이 이루어지도록 해 주어야 재발이 되지 않는다.

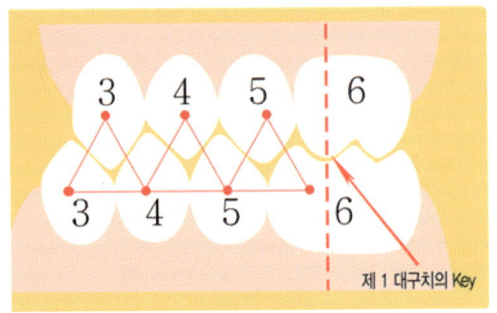

4D입체교정으로 치료한 안면비대칭 환자의 치료증례

1 다음은 25세 여성 환자의 두부정면 X-ray 사진으로써 약 2개월간의 정형교정 치료만으로 안면비대칭이 현저하게 개선된 모습을 볼 수 있다.

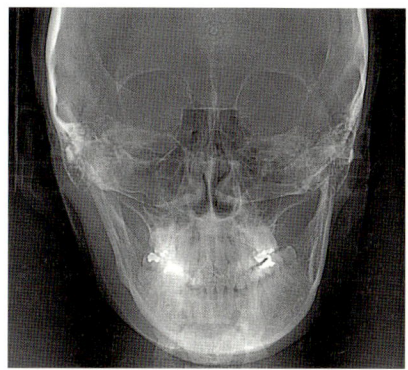
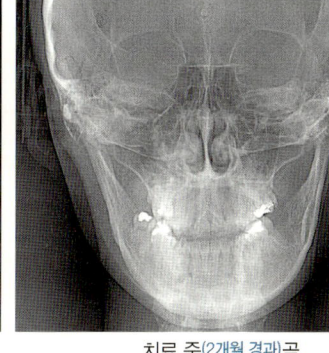

치료 전 　　　　　　　　　　치료 중(2개월 경과)골

치료 전에는 아래턱이 왼쪽으로 심하게 틀어져 있었으나 턱을 바른 위치로 유도 시켜 주는 정형교정 장치를 장착하고 약 2개월 경과 후 거의 정상적인 위치로 개선되었다. 치료 전에는 왼쪽 아래 어금니가 위 어금니 보다 더 왼쪽에 위치였으나 치료 후에는 반대로 왼쪽 위 어금니가 아래 어금니를 덮게 되었다.

2 다음은 18세 여성 환자의 두부정면 X-ray사진으로써 약 1년간의 정형교정치료만으로 안면비대칭이 현저하게 개선된 모습을 볼 수 있다.

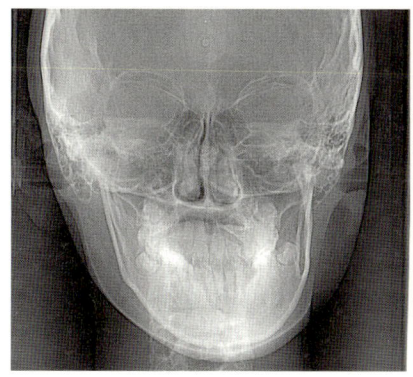
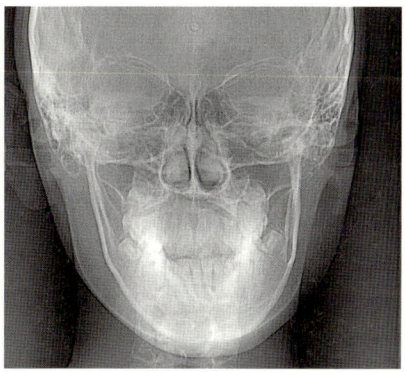

치료 전 　　　　　　　　　　치료 중(1년 경과)골

치료 전에는 아래턱이 왼쪽으로 심하게 틀어져 있었으나 턱을 바른 위치로 유도시켜 주는 정형교정장치를 장착하고 약1년 경과 후 거의 정상적인 위치로 개선되었다. 뿐만 아니라 두개골 전체의 비대칭좌우모양과 크기의 비대칭과 광대뼈위치, 코뼈의 비중격의 위치와 크기 등이 현저한 차이를 보인다.

3 다음은 21세의 남성 환자로 대학병원에서 안면비대칭과 주걱턱으로 인해 양악수술 예정이었으나 두부정면 X-ray상에서 5개월간의 정형교정 치료만으로 안면비대칭이 현저하게 개선된 모습을 볼 수 있다.

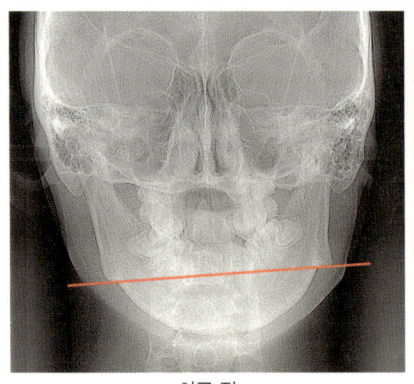
치료 전

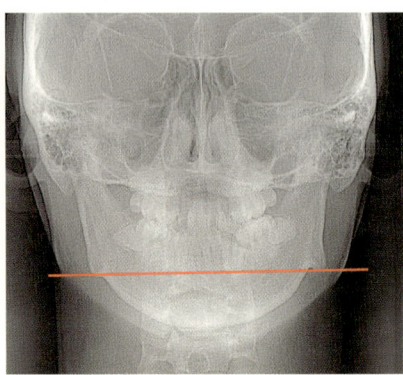
치료 중(5개월 경과)

치료 전에는 오른쪽 하악지아래턱이 L자로 올라가는 부위가 왼쪽보다 길었으나 치료 후에는 거의 길이가 같아져있다.

4 다음은 24세 남성 환자의 두부측면과 정면 X-ray사진으로써 약2개월간의 정형교정치료만으로 안면비대칭이 현저하게 개선된 모습을 볼 수 있다.

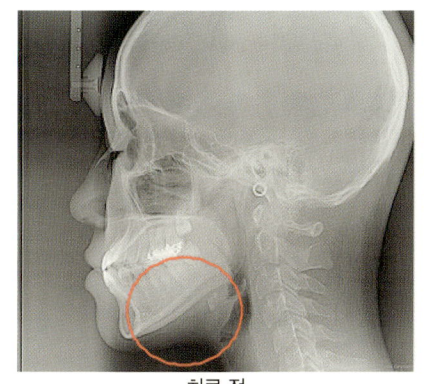
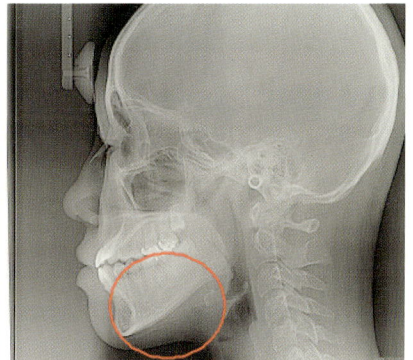

　　　　　　치료 전　　　　　　　　　　치료 중(3개월 경과)

　치료 전에는 아래턱의 턱선이 2중으로 보였으나 치료 후 1개로 일치하게 되었다. 두부정면 X-ray 사진상에서 치료 전에는 아래턱이 오른쪽으로 틀어져 있고 목뼈가 왼쪽으로 기울어져 있었으나 치료 후 아래턱의 위치와 목뼈의 위치가 거의 정상적인 위치로 개선되었다.

　5 다음은 양악수술로도 치료가 불가능하다고 진단받은 선천성 골격성 안면비대칭을 가지고 있는 22세의 여성 환자로 1년6개월만에 얼굴모습이 현저하게 개선되었다.

　치료 전에는 오른쪽으로 심하게 틀어져 있었으나 1년6개월간의 4D입체 교정치료를 통하여 거의 정상적인 얼굴 모습을 갖게 되었다. 특히 짧고 뭉툭하던 코가 길고 날렵한 코로 바뀌었으며 짧은 얼굴이 갸름하고 예쁜 형태로 바뀌었다. 또한 목뼈가 왼쪽으로 많이 기울어져 있었으나 거의 정상적으로 개선되었다.

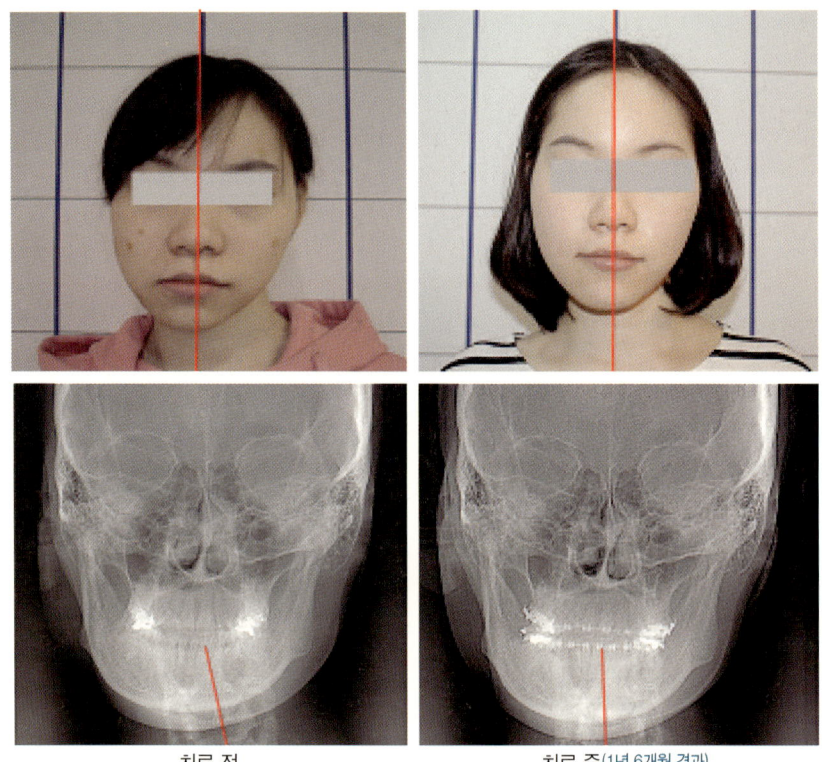

치료 전 치료 중 (1년 6개월 경과)

　아직도 좌우 얼굴의 크기가 약간 다른 것이 남아 있으나 치료에는 한계가 있으며 양악수술을 해도 얼굴의 크기나 머리의 크기를 개선시킬 수 있는 방법은 없다.

　두부 정모 X-ray사진 상에서 볼 때 1년 6개월간의 4D입체교정으로 오른쪽으로 심하게 틀어졌던 아래턱이 어느 정도 제자리에 위치하게 되었으며 짧은 얼굴이 길고 갸름한 얼굴로 바뀌었으며 코의 비중격이 짧고 오른쪽으로 틀어져 있었으나 길어지고 바르게 펴진 것을 볼 수 있다. 또한 오른쪽 광대뼈가 심하게 오른쪽으로 틀어져 있었으나 어느 정도 개선되었다.

　척추정면 X-ray 사진상으로 볼 때 치료 전에는 척추 전체가 중심을 벗어나고 골반이 심하게 오른쪽으로 틀어져서 일부분이 잘려 나와 있었으나 턱을 바른 위치로 유도시켜주는 정형 교정장치를 장착하고 6개월 경과 후 척추 전체가 어느 정도 개선되었으며 골반이 정상적인 위치에 온 것을 볼 수

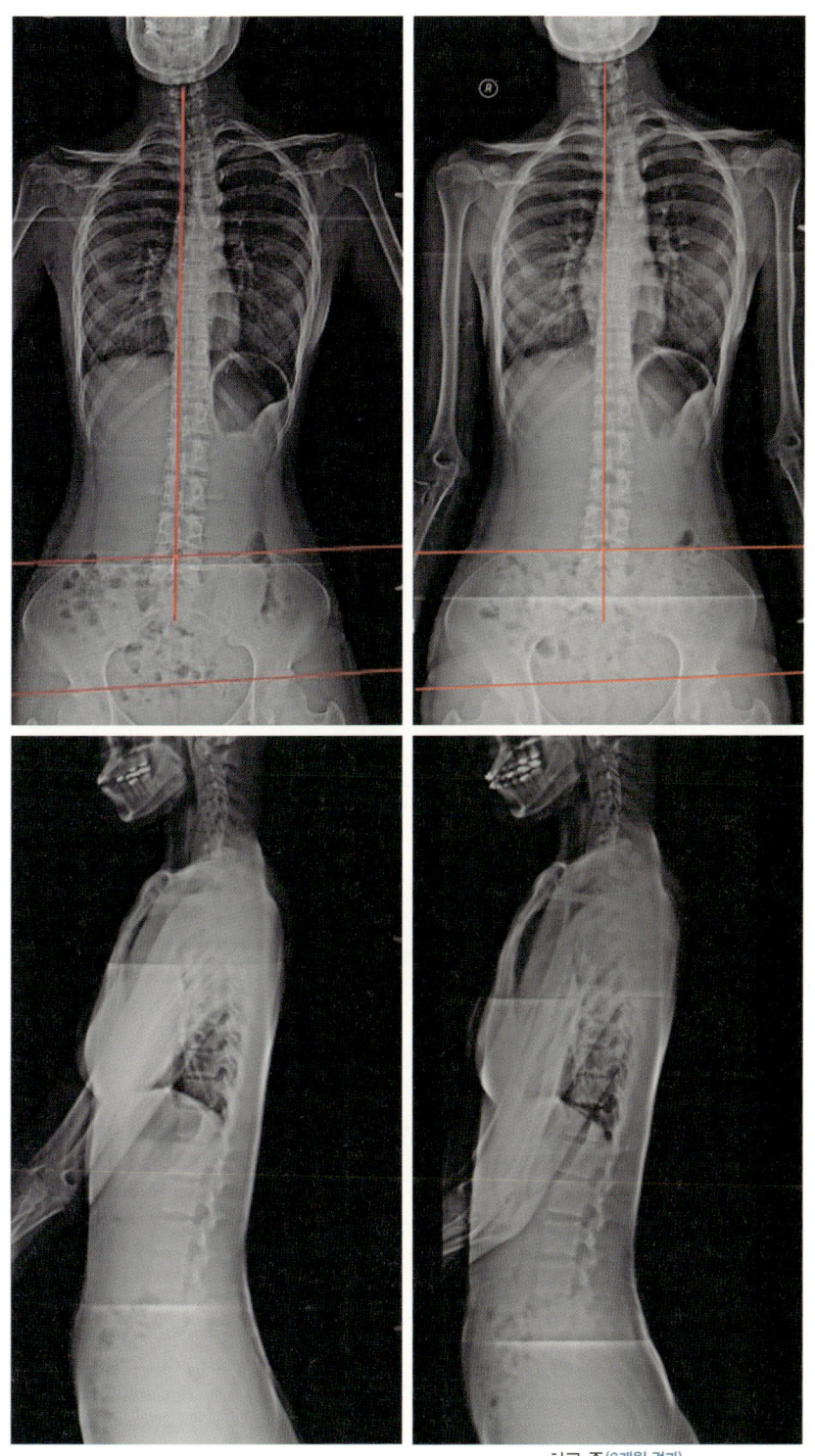

치료 전　　　　　　　치료 중(6개월 경과)

있다. 척추측면 X-ray 상으로 볼 때 치료 전에는 거의 '1자' 허리였으나 턱을 바로 위치로 유도해주는 정형교정 장치를 장착하고 6개월 경과 후 'S자' 허리로 변화된 모습을 볼 수 있다.

6 다음은 심한 안면비대칭과 턱관절 장애를 호소하며 내원한 25세 남성 환자로 약 2년간의 4D입체교정치료로 거의 정상적인 얼굴모습을 갖게 되었으며 턱관절 증상이 소실되었다.

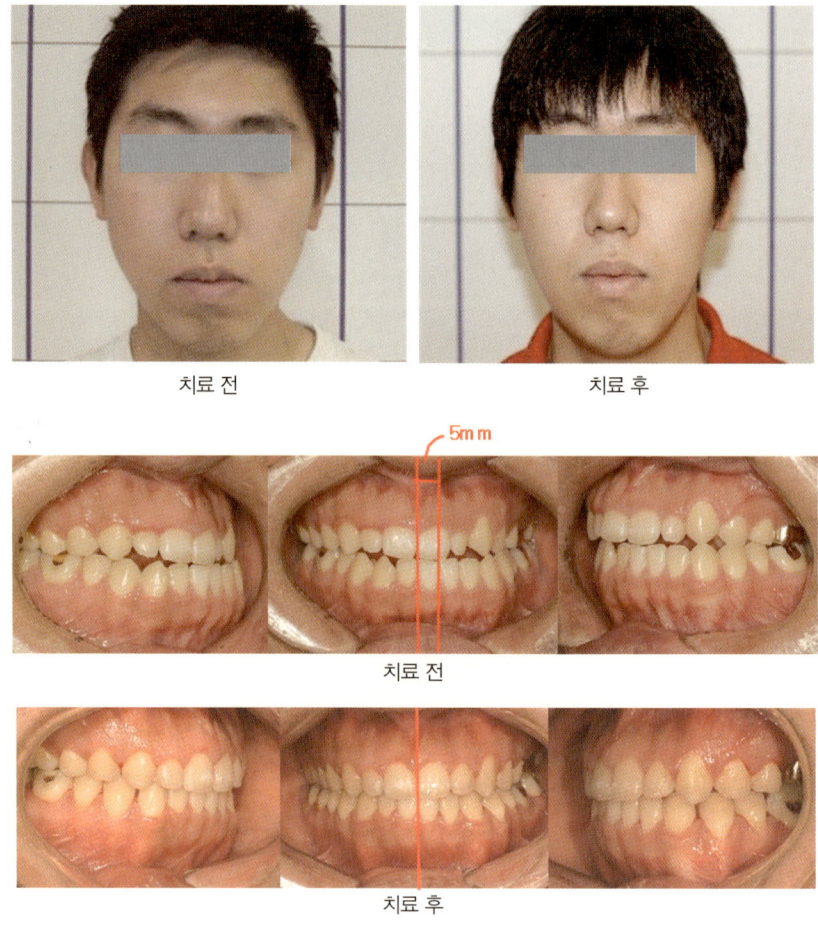

치료 전

치료 후

치료 전

치료 후

아래턱이 위턱에 비해 약 5mm가량 왼쪽으로 틀어져 있었으나 약 2년간의 4D입체교정으로 정상적인 위치로 개선되었다.

개구교합 | 5 CHAPTER FIVE

개구교합이란 어금니를 완전히 다물었을 때 위 앞니가 아래 앞니를 덮지 않고 열려 있는 상태의 골격성 부정교합이다. 위 앞니가 아래 앞니를 지나치게 많이 덮고 있는 상태를 과개교합이라 하는데 이와 반대되는 교합상태를 말한다. 개구교합은 영어로는 Open Bite라 하는데 문자 그대로 열려져 있는 상태의 교합을 의미한다. 개구교합은 개교합, 개교교합 등으로도 불려진다.

개구교합의 원인

개구교합의 원인은 골격성과 비골격성으로 구분할 수 있다.

골격성 개구교합

선천적으로 안면골격의 발육의 이상으로 발생되며 대부분의 개구교합이 이에 해당된다.

비골격성 개구교합

후천적으로 손가락 빨기 등의 나쁜 습관으로 인해 발생되며 극히 드물다.

개구교합을 치료해야 하는 이유

심미적인 이유

대부분의 개구교합 환자는 안면고경이 높아져서 긴 얼굴을 갖게 된다.

저작장애

- 정상적인 사람은 입을 다물었을 때 위 앞니가 아래 앞니를 약 2~3mm 정도 덮고 있어야 하나 개구교합은 위아래 앞니가 닿지 않기 때문에 음식물을 앞니로 자를 수 없다. 특히 국수와 같은 종류의 음식물은 거의 먹기가 힘들다.
- 개구교합이 아주 심한 경우에는 맨 뒤의 어금니 몇개만 닿는 경우가 있는데 음식물을 씹는데 심각한 문제가 생기며 위장장애를 초래하기도 한다.

발음장애

위아래 앞니가 닿지 않기 때문에 발음이 샌다. 특히 치음과 순음, 영어의 무성음 등의 발음이 부정확하다.

개구교합의 치료

기존의 개구교합의 치료법

모든 치료가 그렇지만 특히 개구교합은 부정교합의 원인을 정확하게 규명하고 진단하지 않으면 실패할 수도 있고 재발할 가능성이 가장 높다. 그러나 개구교합의 원인은 매우 다양해서 정확하게 진단하는 것이 쉽지 않고 따라서 치료하는 것은 더욱 어렵다.

A) 양악수술

일반적으로 5mm 이상의 골격성 개구교합은 양악수술을 해야 하는 것으로 알려져 있다. 그러나 양악수술로도 완벽하게 치료하기가 어렵고 재발율이 가장 높은 골격성 부정교합이 바로 개구교합이다. 그 이유는 개구교합의 원인이 저작근(음식을 씹을 때 사용되는 근육)의 비정상적인 기능에 의해 나타나는 경우에 단지 양악수술로 안면골격을 정상적으로 개선시켜주었다 하더라도 근육의 기능으로 인해 다시 재발될 수 있기 때문이다.

B) 기존의 교정 치료법

일반적으로 5mm 이하의 골격성 개구교합은 기존의 교정치료방법으로 치료를 한다. 그러나 교정치료방법이 가장 어렵고 복잡하기 때문에 실패하기가 쉽고 설사 성공하였다 하더라도 재발할 확률이 매우 높기 때문에 교정치료 후 오랫동안 유지장치를 철저히 장착하지 않으면 안 된다.

기존의 교정치료방법에서는 앞니 부위를 맞닿게 해 주기 위해서 치아에 브라켓을 부착한 뒤 교정용 철사를 이용하여 압력을 가해 어금니 부위를 아래로 눌러서 치아의 길이를 짧게 만들어 주는 압하(intrusion)라는 방법을 사용한다. 그러나 이 방법은 매우 복잡하고 치료기간이 오래 걸리고 통증이나 치아에 손상이 생길 가능성이 높기 때문에 매우 숙련된 의사가 세심한 주의를 기울여 치료해야 한다. 뿐만 아니라 교정치료 후 약 3년간은 원래 상태로 돌아갈 수 있는 가능성이 매우 높다.

4D 입체 교정의 개구교합 치료법

개구교합의 원인은 매우 다양하며 정확하게 진단을 해야 하며 진단에 따라 치료방법이 달라져야 한다.

A) 대부분의 개구교합은 주걱턱을 동반하는 경우가 많다. 그러므로 주걱턱 치료와 동일한 방법으로 교정치료를 하면 좋은 결과를 얻을 수 있다.

B) 위아래 턱의 크기의 차이로 생기는 경우도 종종 발생하기 때문에 정형교정장치를 이용하여 악궁의 크기를 맞춰주고 위아래 턱의 위치 관계를 정상으로 만들어 주면 의외로 쉽게 해결 될 수 있다.

C) 돌출입양악전돌증으로 인해 나타나는 개구교합은 대개 혀의 크기가 크거나 혀가 위아래 앞니 사이에 위치하여 치아를 밀어내기 때문이다. 그런 경우에는 악궁을 확장하는 정형교정장치로 혀가 놓일 수 있는 공간을 넓게 확보해 주고 혀의 위치를 입천장쪽으로 놓는 훈련을 시켜야 한다.

4D입체교정으로 치료한 개구교합 환자의 치료증례

1 다음은 약 5mm 정도의 개구교합과 돌출입을 가지고 있는 25세 여성 환자로서 양악수술 없이 약 2년 정도의 4D입체 교정치료만으로 정상적인 교합상태로 개선되었으며 치료 후 유지장치를 장착하지 않고도 5년 이상 경과하였으나 전혀 재발이 없었다.

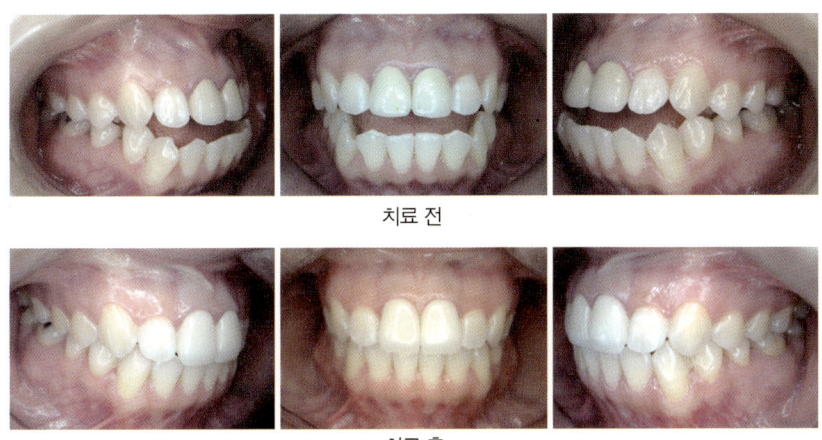

치료 전

치료 후

2 다음은 앞니부터 작은 어금니까지 약 4~5mm정도의 개구교합과 주걱턱을 가지고 있는 27세의 여성 환자로서 양악수술 없이 약 2년 6개월 정도의 4D입체 교정치료만으로 정상적인 교합상태로 개선되었으며 치료 후 유지장치 없이 2년 이상 경과하였으나 재발이 없는 상태이다.

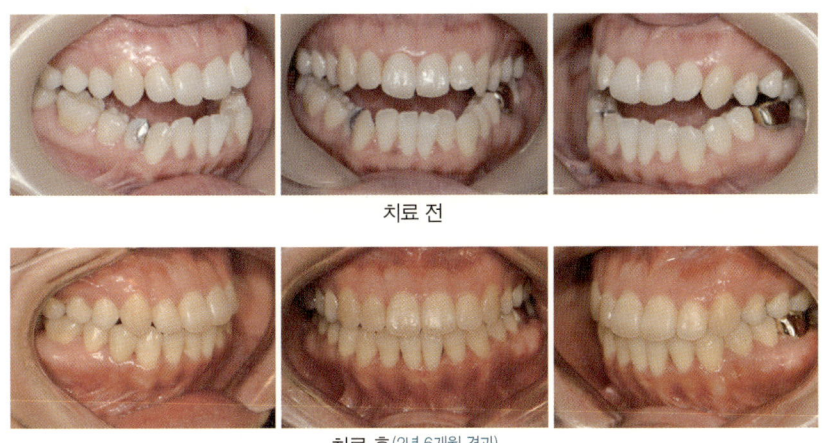

치료 전

치료 후(2년 6개월 경과)

3 다음은 앞니부터 큰 어금니까지 약 8~9mm정도의 매우 심한 개구교합과 주걱턱을 가지고 있는 35세 여성 환자로서 양악수술 없이 약 1년 정도의 4D입체교정치료를 진행하고 있는 상태이다. 치료 전에는 어금니가

불과 3~4개 정도 밖에 닿고 있지 않았으나 약 10개월 정도의 교정치료로 앞니 몇개만 제외하고는 거의 모든 치아의 교합이 잘 닿게 되었다. 상태가 너무 심하여 치아에 무리한 힘이 가지 않도록 잠시 교정치료를 중단하고 있으나 지금까지 재발은 거의 일어나지 않고 있다.

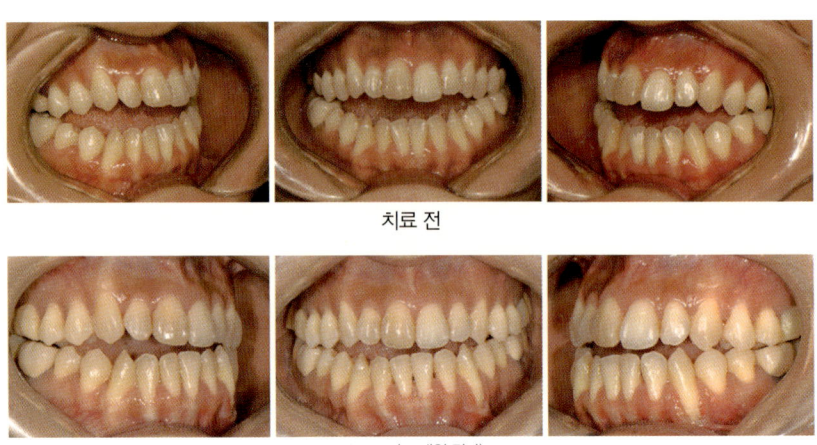

치료 전

치료 중(10개월 경과)

저같이 어려운 케이스도 믿고 했더니 되네요

개구교합 환자의 치료 후기

전라도 광주에서 서울 명일동까지 다니며 치아교정을 하기로 마음 먹는 것은 쉽지 않은 결정이었습니다.

과연 그 많은 비용과 시간을 쏟아부을만한 가치가 있을까 무척 고민되었었지만 치과에 다니기 시작해 지금까지 1년 3개월 남짓의 시간이 지나 아직 교정이 끝나진 않았지만 교정치료 후기를 쓰게 될 정도의 진전이 있다니 감회가 새롭네요.

위아래 치아가 닿지 않아 앞니로 음식을 끊어먹을 수 없었지만 그냥 그런가 보다 하고 살아왔습니다.

중학교때 충치치료를 받으러 간 동네치과에서 큰 대학병원에 가서 수술을 받아야 하는 케이스라고 했지만 비용이 엄청나게 든다고 해 어려운 집안형편에 그냥 치료는 포기하고 살았지요.

그렇게 대학을 졸업하고, 사회생활을 시작하고, 결혼을 하고 나서야 교정에 대해 진지하게 생각해보게 되었습니다. 교정관련 까페도 가입하고 인터넷 검색을 통해 광주의 교정전문의 치과를 몇군데 찾아 검사를 받으러 갔습니다. 정밀검사를 해봐야 하지만, 육안으로 보기에도 위아래 이가 맞닿는 부분이 어금니 빼고 거의 없고 그 벌어진 정도도 너무 큰 개구교합인 제 경우는 교정만으로 안되고 수술이 아니면 어려울것 같다고 하더군요.

요즘 연예인들이 많이 해서 유명해진 양악수술, 그것이 저 같은 경우에 의학적으로 필요한 수술이었습니다. 어렸을적 큰병원 가서 수술받으라는 것이 양악수술 이었던 것이구나 싶었구요.

양악수술을 알아보았습니다. 양악수술을 하고 이뻐진 케이스들을 보면 당장 하고 싶었지만 그 이면으로는 정말 어렵고 비싸고 무서운 수술이었기에, 목숨을 담보로 양악수술까지 해서 교정하느니, 차라리 지금까지

처럼 그냥 견디고 살자 싶었습니다. 그렇게 수술아니면 포기의 시점에 있던 때에, 인터넷 검색을 하던 와중에 수술없이 교정치료를 한다는 서울에 위치한 한만형 치과에 대해 알게 되었습니다.

병원에서 홍보하는 내용만으로 판단할 수 없었기에, 홈페이지에 올라온 후기들을 모두 정독하고 까페등을 검색하여 후기들도 열심히 찾아보고 한줄기 희망이 보이는 듯 했습니다.

먼 길이었지만 병원에 전화걸어 예약을 하고, 예약일에 맞추어 서울에 올라갔습니다. 강동구 아파트단지 상가에 위치한 한만형 치과는 규모는 그리 크지 않지만 원장님이 오래 진료를 해오셨고 입소문이 많이 나 있어서인지 전국각지에서 환자들이 찾아오는 것 같았고, 대기하는 사람들도 많았습니다.

한만형 원장님과 상담결과 안면비대칭, 긴 얼굴, 상악함몰, 주걱턱, 심한 부정교합… 30년 진료 중에 제일 부정교합 정도가 심한 케이스 같다고 그러시더군요.

하지만 비슷한 케이스였다가 좋아진 환자들의 치아모형과 사진들을 보여주시고 설명해 주시며 원장님만의 독특한 비발치 교정방법에 대해 설명해주시는걸 듣고 어렵겠지만 한번 믿어보자 싶은 생각이 들었습니다. 타병원에서 잘못된 양악수술로 인해 찾아오는 환자들도 있고 실제로 양악수술을 받는 많은 케이스들도 교정만으로 치료가 가능하다고 합니다.

제일 큰 난관은 비용이었습니다. 후기 등을 통해 비용이 좀 비싼 걸 감안하고는 있었지만 제 케이스가 워낙 심해서 그런지 비용을 말씀하시는데 예상을 훨씬 많이 뛰어넘는 비용에 입이 딱 벌어지더군요.

포기할까, 그냥살까, 또 큰 고민에 휩싸였습니다. 하지만 광주에서 서울까지 왔는데…여기서 교정안하면 교정으로도 불가하니 그냥 살거나 수술밖에 없다는 생각등 제 여러 상황들을 감안하니, 한번 눈 딱 감고 해보자 생각했습니다. 다행히 나중에 집사려고 그동안 열심히 모아둔 적금

들을 합치면 집에 손을 벌리지 않고 내 힘만으로 교정비용을 감당할 수 있었습니다.

그렇게 교정을 결심하고 전라도 광주에서 서울 강동구까지 편도만 장장 6시간에 달하는 길을 오가며 교정치료를 시작했습니다.

우선 필요없이 나 있었던 사랑니를 발치하는것이 낫다고 해서서, 상악의 사랑니 2개를 먼저 광주에서 발치하고, 멀쩡한 치아들은 비발치 치료이므로 탈부착 가능한 악궁확장장치를 맞춤으로 만들어 주셔서 열심히 몇개월동안 끼고 있었더니, 발치없이 V자에서 U자로 악궁이 넓어졌습니다. 5월부터 시작했는데 열심히 확장장치를 돌려서인지, 10월말에 하악부터 시작하여 브라켓을 부착했고 상,하악 브라켓을 모두 부착하니 탈부착 확장장치를 낄때보다 역시 닿는 부분 잇몸에 상처도 많이 나고 아팠지만 다 교정의 거쳐가는 과정이다 생각하고 견디다보니 차츰 덜 아프고 익숙해지기는 했습니다.

브라켓 사이에 고무줄을 걸어 당기기를 시작하니 앞으로 뻗쳐있던 앞니도 다 들어갔고 윗니,아랫니사이가 눈에 띄게 가까워지기 시작해 신기했습니다.

아직 다 붙지는 않았지만 지금은 위아랫니가 닿는 이가 많아졌고, 서서히 좋아져서 주변 식구들이 그 변화를 잘 몰라주길래 얼마 전 원장님께 얘기해 처음과 지금의 엑스레이 사진과 치아모형 전후 사진을 찍어 보여주었더니, 저 자신도 그랬지만 다들 정말 많이 좋아졌다며 깜짝 놀라더군요. 벌어져 있던 치아가 붙으니 길었던 턱과 얼굴이 조금이나마 짧아진 느낌입니다.

지금은 함몰된 상악을 빼내기 위한 장치를 새로 달기위해 브라켓을 일시적으로 제거한 상태입니다만 빨리 상악이 좀 자라나서 브라켓도 다시 달아서 아직 남아있는 위아랫니 사이의 거리를 딱 붙여 치아교정이 끝나면 좋겠습니다.

기간이 2년 이상 걸릴거고 정확히 얼마나 걸릴지 장담할 수 없으며 70 퍼센트 정도의 치유를 기대하자 하셨지만, 1년 3개월이 지난 지금의 상황에서 보면 언제 보내나 싶던 2년을 차근차근 채워나가고 있고, 치아상태도 많은 진전이 보여 교정하기를 잘했다 생각하고 있습니다. 지푸라기라도 잡는 심정으로 전적으로 원장님만 믿고 하라는대로 정말 열심히 했더니 보람이 있네요. 원장님 감사합니다.

저같이 어려운 케이스도 믿고 했더니 되네요. 앞으로도 완전히 붙어 잘 씹고 자르고 제 기능 다하는 이쁘고 건강한 치아 되도록 교정 끝나는 날까지 잘 부탁드리겠습니다 ^^

돌출입 | 6 | CHAPTER FIVE

돌출입은 말 그대로 입이 돌출되어 튀어나와 있는 상태를 말한다. 단순하게 치아가 앞으로 뻗어 있는 뻐드렁니와 달리 위 아래 잇몸뼈와 턱뼈가 함께 앞으로 나와 있는 골격성 부정교합이다. 의학용어로는 양악전돌증^{Bi-maxillary Protrusion}이라 하며 위·아래턱이 함께 나와 있다는 의미를 갖는다.

돌출입환자의 얼굴모습의 특징

- 돌출입은 백인에게서는 찾아보기 힘들며 주로 동남아시아계나 흑인에게서 많이 발생한다.
- 옆모습을 보았을 때 입술 끝이 거의 코끝 정도까지 나온다.
- 대체로 입술이 두껍다.
- 위·아래 앞니 부분의 잇몸뼈가 앞으로 나와있어 웃을 때 치아와 잇몸이 과다하게 보이고 입을 다물기가 힘들며 억지로 다물면 아래턱이 쪼글쪼글한 호두주름이 생긴다.
- 튀어나온 입으로 인해 남에게 화가 난듯한 인상을 주어 오해를 받기

도 하고 간혹 원숭이 같아 보인다는 소리를 듣기도 한다.
- 대체로 코가 낮다.
- 혀가 큰편이며 대개 혀를 위·아래 앞니 중간에 대고 있는 습관이 있다.

돌출입의 치료

기존의 돌출입의 치료법

주걱턱은 아래턱이 나와 있어서 하악전돌증이라 하는데 반해 돌출입은 위·아래턱이 함께 나와 있어서 양악전돌증이라 하며 주걱턱 이상으로 교정치료가 쉽지 않다.

A) 발치교정

그다지 심하지 않은 돌출입 경우에는 위·아래 첫 번째 작은 어금니 4개를 발치하고 그 자리에 돌출된 앞니부분을 뒤로 밀어넣는 방법을 사용한다. 그러나 잇몸뼈가 심하게 돌출 되었거나 위·아래턱뼈 자체가 앞으로 발달된 경우에는 교정치료만으로 얼굴모습을 개선 시켜 줄 수 없기때문에 교정치료와 함께 양악수술을 해야 한다.

B) 양악수술

돌출입이 심한 경우에는 전방분절골 절단술이라는 양악수술을 시행한다. 위·아래의 작은 어금니 4개를 발치한 뒤에 그 공간만큼의 턱뼈를 잘라내고 앞니부분의 턱뼈를 뒤로 밀어내는 수술로 양악수술중에서는 비교적 간단하고 안전한 수술이다. 이 수술은 턱관절의 위치를 이동시키는 주걱턱 수술과는 달리 앞부분의 턱뼈만 절제하는 수술이 때문에 비교적 위험도가 적다고 할 수 있다.

4D입체교정의 돌출입 치료법

돌출된 앞니 부분을 넣을 수 있는 공간을 얻기 위하여 치아를 발치하는 기존의 교정치료법과는 달리 좌우로 악궁확장을 하여 공간을 만든다음 돌출된 앞니 부분을 뒤로 밀어 넣는다. 그러나 그 정도로는 충분한 공간을 얻을 수 없기 때문에 맨뒤에 있는 어금니부터 차례로 전체치아를 뒤로 밀어 넣어서 충분한 공간이 확보되면 저절로 돌출된 앞니 부분이 뒤로 들어가면서 자연스럽게 돌출입이 해소된다.

4D입체교정으로 치료한 돌출입 환자의 치료증례

다음은 38세 여성 환자로서 약 2년간의 4D입체교정으로 심한 돌출입과 무턱이 거의 정상적인 교합상태로 개선되었다.

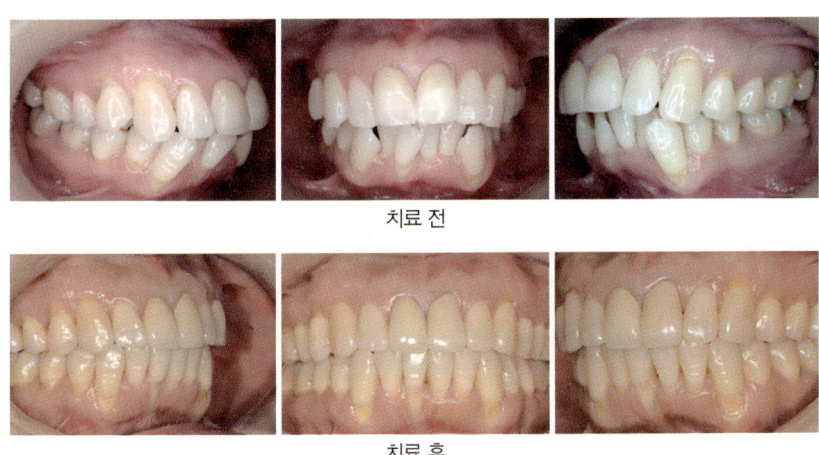

치료 전

치료 후

※ 환자분들의 동의를 구하지 못하여 여러 가지 더 다양한 증례 사진들을 보여 드리지 못한 점을 죄송스럽게 생각합니다.

CHAPTER FIVE

7 사각턱과 광대뼈 돌출

사각턱

혼자 있을 때는 잘 못 느끼다가 얼굴이 갸름한 친구들과 같이 사진을 찍으면 남들보다 각져 보이고 커 보이는 얼굴 때문에 사진 찍기를 꺼리는 여성들을 많이 볼 수 있다. 사람의 인상에는 눈·코·입의 모양도 중요하지만 그보다 중요한 것은 얼굴의 윤곽이다. 정면에서 보았을 때 아래턱선이 양쪽으로 강하게 나오거나 측면에서 보았을 때 턱선이 심하게 각이져 있는 모습은 강하고 억센 인상을 준다.

요즘은 작고 갸름한 V라인 얼굴이 미인으로 각광받고 있는데 사각턱 얼굴은 인상이 강해 보이고 얼굴이 커 보이기 때문에 덜 매력적인 것으로 인식되고 있는 것이 사실이다. 남들은 별것 아니라고 생각할 수 있지만 정작 본인들은 적지 않은 컴플렉스를 느끼기 때문에 '아, 네모네', 혹은 '네모공주'라고 농담 삼아 건네는 말로도 마음에 상처를 받을 수 있다.

일반적인 사각턱 치료법

사각턱은 원인에 따라 치료 방법이 달라진다.

유전적인 원인으로 얼굴뼈 자체가 짧고 사각턱의 모서리가 각지거나 발달한 경우에는 각진 부위를 부드럽게 다듬거나 잘라내는 절제 수술은 해야 한다. 그러나 후천적인 원인으로 생긴 사각턱은 대부분 교근음식을 씹을 때 사용되는 가장 강력 근육의 발달로 인해 나타나므로 교근의 힘을 약화시키면 치료가 된다.

교근은 광대뼈 앞쪽에서 시작되어 아래턱의 맨 뒤 사각형의 모서리 부분까지 연결되는 비스듬한 직사각형 모양의 근육으로 이를 악물게 되면 근육이 긴장하여 단단해지며 손으로 만지면 볼록하게 올라오는 것을 쉽게 느낄 수 있다.

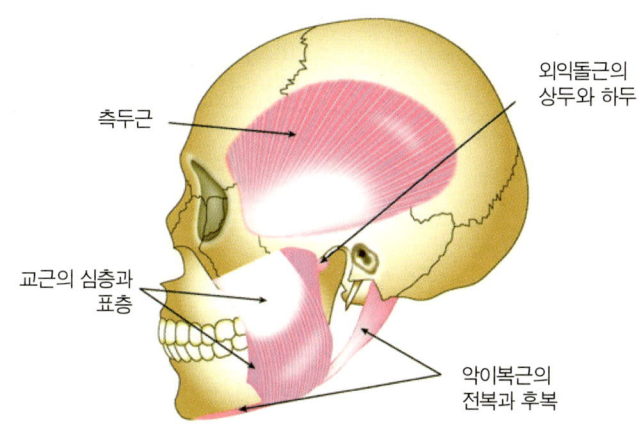

후천적인 원인으로는 평소에 껌이나 오징어처럼 질긴 음식을 즐기는 습관, 이갈이, 이악물기 등이 있다. 특히 이갈이를 하는 사람들 중에 사각턱을 가진 사람들을 많이 볼 수 있는데 이갈이가 심한 경우에는 교근의 과도한 사용으로 근육이 손상되어 자고 일어나면 얼굴에 통증을 느끼기도 한다. 이런 경우에는 이갈이만 치료해도 사각턱은 저절로 줄어들게 되며 경우에 따라서는 보톡스를 교근 내에 주사하여 근육을 위축시키는 방법을 사용하기도 한다.

교근이 지나치게 비대한 경우에는 근육의 일부를 잘라내는 수술을 하거나 고주파와 중주파를 이용하여 근육을 축소시키는 방법를 사용하기도 하는데 수술 후 음식을 씹는 근력이 약해지는 부작용이 생길 수 있으므로 자신 조건을 충분히 고려하여 시술을 받을 필요가 있다.

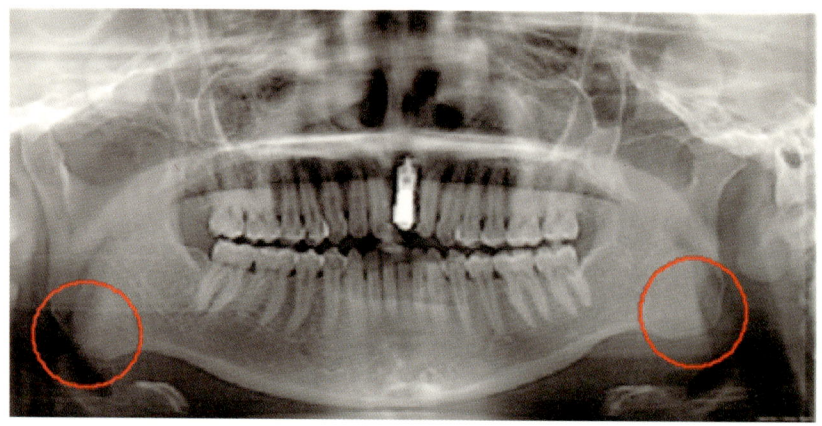

지나치게 발달된 사각턱부위(우각부)의 파노라마 X-ray 사진

4D 입체교정에 의한 사각턱 치료법

교근은 선천적으로 어금니의 길이가 짧거나 후천적으로 어금니가 심하게 마모되어 낮아지게 되면 근육의 긴장도가 강해져서 마치 고무줄처럼 팽팽하게 잡아당겨지게 된다. 그 결과 음식을 씹는 과정에서 긴장된 교근의 근섬유가 광대뼈와 사각턱부위(우각부)를 지속적으로 자극하여 골격이 서서히 발달하게 된다. 그러므로 교근의 긴장도를 줄여주면 사각턱뼈의 크기도 어느 정도 줄어들게 할 수 있다. 교근의 긴장도를 줄여주기 위하여 교근 내부에 보톡스주사를 놓거나 교근축소술을 시행하기도 하지만 효과는 일시적이다. 왜냐하면 일시적으로 퇴화되었던 근육이 보톡스의 약효가 떨어지면서 교근이 서서히 다시 발달 하기 때문이다.

가장 이상적이고 근본적인 치료방법은 4D입체교정에서 사용되는 징형교정장치를 구강내에 장착하여 안면고경(얼굴의 길이)을 늘려준 다음 치아의 길이를 정상적으로 회복시켜줌으로써 교근의 긴장도를 완화시켜주는 것이다. 이 방법은 얼굴길이가 짧은 사람단안모은 사각턱 얼굴이 더욱 두드러져 보이기 때문에 얼굴의 길이를 늘려줌으로써 얼굴의 형태를 갸름한 계란형으로 바뀌게 해주며 짧아진 치아의 길이를 정상적으로 회복시켜 줌으로써 교근의 긴장도를 약화시켜 교근의 부피를 줄어들게 하는 1석 2조의 효과를 갖는다.

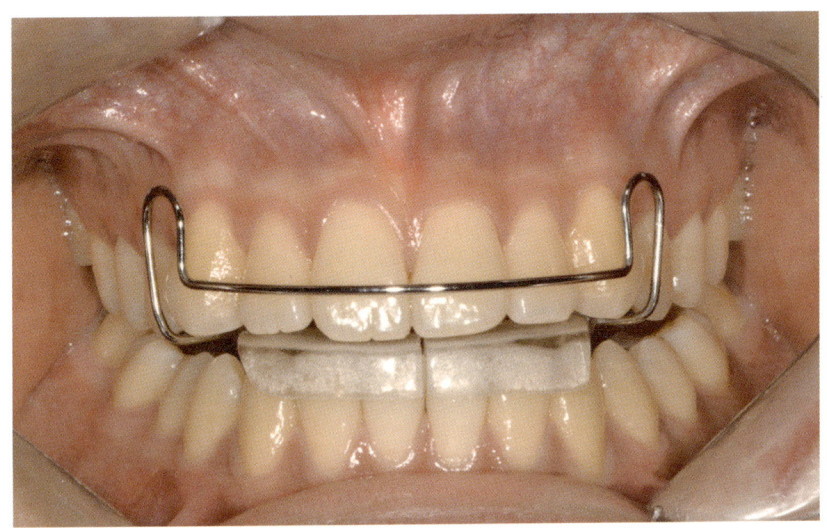

안면고경을 늘려주기 위한 정형 교정장치를 장착한 구강 내 모습

광대뼈 돌출

동양인의 두상은 앞뒤로 납작하고 좌우로 넓어 평면적이며 길이가 짧은 반면 서양인의 두상은 앞뒤로 돌출되어 있고 좌우로 좁아 입체적이며 길이가 길다. 사람의 얼굴 중에서 가장 확실하게 입체감을 결정짓는 부위가 바로 광대뼈이다. 광대뼈가 옆으로 돌출되어 있으면 얼굴의 가로길이가 길어져서 얼굴이 넓어 보이고 평평해 보인다. 그래서 얼굴의 길이가 짧고 각져 보이는데다가 광대뼈까지 돌출되어 있으면 얼굴이 커 보이고 인상이 강하고 억세 보이므로 광대뼈 축소수술을 받고자 하는 여성들이 의외로 많다.

광대뼈가 돌출되어 있으면 낮은 코가 더욱 낮아 보이기도 하며 얼굴 가운데가 접시모양으로 들어가 보이기도 한다. 그러나 코가 낮아 보인다고 해서 돌출된 광대뼈에 맞추어서 코를 높이는 수술을 하면 더욱 억세보이게 되므로 주의해야 한다.

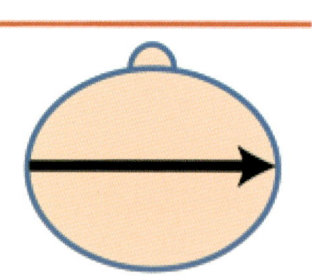 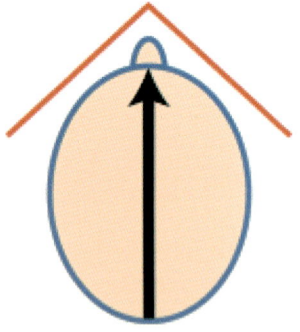

동서양인의 두상 비교 사진

일반적인 광대뼈 치료법

광대뼈는 눈 아래 얼굴 앞쪽의 돌출부부터 귀 앞까지 이어져 있는데 앞부분이 돌출되어 있는 경우도 있고 옆부분이 돌출되어 있는 경우도 있다. 그래서 앞 광대, 옆 광대라는 표현을 쓰기도 한다.

광대뼈의 돌출이 심한 경우에는 광대뼈 축소수술을 통하여 얼굴의 폭을 좁혀 갸름한 얼굴선을 만들어 준다.

광대뼈 수술은 전신마취하에서 시행되며 상태에 따라 1~4일 정도 입원이 필요하다. 일반적으로 입안으로 수술하지만 돌출이 심한 경우에는 귀 앞에 1cm정도를 절개한 후에 앞으로 나온 부분은 깎아내고 옆으로 나온 부분은 부러뜨려 안으로 밀어 넣는다. 경우에 따라 절골한 부분을 새로운 부위에 고정하기 위하여 티타늄이나 흡수성 고정판과 수술용 나사를 사용하기도 하며 보형물을 삽입하여 입체적인 얼굴을 만들어주기도 한다.

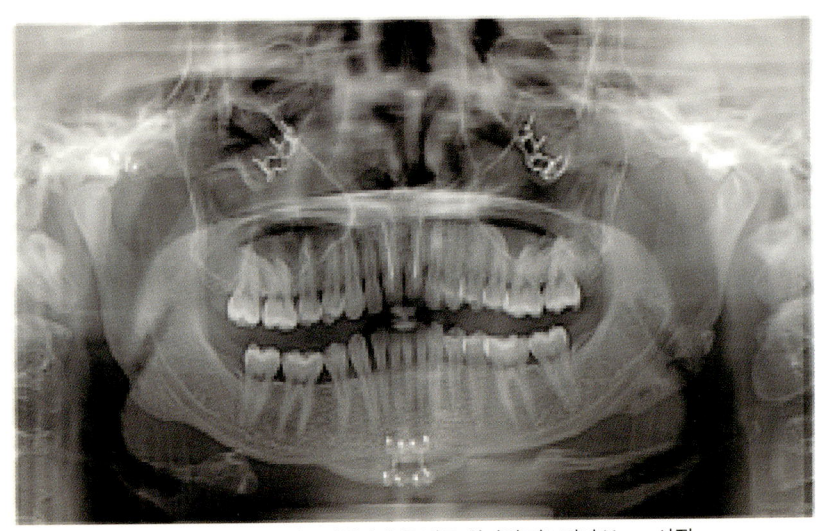
광대뼈 축소수술과 턱끝성형 수술을 받은 환자의 파노라마 X-ray 사진

4D입체교정에 의한 광대뼈 돌출 치료법

가끔 광대뼈 축소수술을 받은 환자들을 만나게 되는데 어떤 경우에는 꼭 수술이 필요했을까 하는 안타까운 마음이 들기도 한다. 선천적으로 광대뼈가 두드러지게 발달된 경우에는 수술을 해야 하겠지만 교근의 긴장도가 지나치게 강하여 후천적으로 광대뼈가 발달되는 경우도 적지 않다. 4D입체교정에 의한 광대뼈 돌출의 치료법도 사각턱의 치료법과 비슷하다. 4D입체교정용 정형교정장치를 구강내에 장착하여 안면고경(얼굴의 길이)을 늘려 준다음 치아의 길이를 정상적으로 회복시켜줌으로써 교근의 긴장도를 완화시켜 주는 것이다.

이 방법은 얼굴이 짧은 사람(단안모)은 광대뼈의 도를이 두드러져 보이기 때문에 얼굴길이를 늘려줌으로써 얼굴의 형태를 갸름하게 만들어주고 광대뼈 앞쪽에서 아래턱의 맨 끝 사각형의 모서리까지 연결되는 교근의 긴장도를 약화시켜 주면 돌출된 광대뼈가 서서히 부드러운 형태로 바뀔 수 있다. 물론 심하게 돌출된 광대뼈에는 적용시킬 수 없으므로 한계가 있지만 수술 없이도 자연스러운 얼굴모습을 만들어 줄 수 있다는 장점을 가지고 있다.

칼 안대는 **성형수술**

1판 1쇄_ 2014년 12월 05일
1판 2쇄_ 2015년 01월 20일
1판 3쇄_ 2015년 02월 26일

지은이_ 한만형
발행인_ 윤예제
발행처_ (주)건강신문사

등록번호_ 제8-00181호
주소_ 서울 은평구 응암동 578-72번지
전화_ 02-305-6077(대표)
팩스_ 02-305-1436

값_ 20,000원
ISBN978-89-6267-068-4 (03510)

* 잘못된 책은 바꾸어 드립니다.
* 이 책에 대한 판권은 (주)건강신문사에 있으며
  저작권은 저자와 (주)건강신문사에 있습니다. 양측의 허가없는 부단인용 및
  목제, 복사, 인터넷게재를 금하며 인지는 협의에 의해 생략합니다.